中野信子
NAKANO Nobuko

脳の闇

983

新潮社

脳の闇◆目次

はじめに

しばしば、ファンですという方からメッセージをいただく。書かれる内容には、一定の傾向がある。私にはそこに、時代の陰のようなものが見える気がしてしまう。

「〇〇をしてしまう僕っておかしいですか」「〇〇のようなものが好きな私をどう思いますか」「こんな自分の脳を測ってください」等々。

これらのメッセージにはどことなく、シリアスな哀切さが感じられ、私はその思いの痛々しさにどっと疲れを感じてしまい、うまく返信することができなくなってしまう。そういう人は、私がいくらその人たちに向けて本を書いても、1行も理解してはくれていないのではないか。いまではもうそれらのメッセージを、読むことすら億劫になってしまった。

あからさまな承認欲求をぶつけられても、それは完全に本人自身の問題であるので、私には一時の満足を与える以外に何もできることがない。一時の満足など与えようものなら、人によっては中毒的にそれを求めるようになり、厄介だ。一人だけを特別扱いすればさらにややこしくなることも明らかであり、申し訳ないが、何も見なかったことにして、沈黙する以上の方法が存在しないのである。

これらのメッセージの文面から見え隠れするのは、「脳（科学）に興味を持っている」のではなく、「自分の脳にだけ興味を持っている」という姿である。そこに込められているのは読者の「脳を含めた自身のありようを、『脳科学者』として知られている人間に肯定してほしい」という切実な要求だろう。そんなことをする暇があったら自分のために時間を使いたいのだが。時間とは寿命の一部である。

とはいえ、承認欲求を完全に消し去るのは不可能であることも理解している。けれどもそれは私がすべてを受け入れる必要があるということにはならない。必ず生じてくる承認欲求に対してぶつぶつと文句を言い続け、困っていると強く抗弁するのもまた私の自由だろう。

中にはもっと過激なものもあって、「僕を罵倒してください」というメッセージをいただいたこともあった。これこそ、その欲求の本質を端的に表したフレーズではないか。

「僕を見抜いて、その弱点を指摘し、その弱点ごと受け入れてほしい」という哀願。

もうすこし詳しく言うと、「罵倒してください」というのは、下位承認と呼ばれる欲求で、承認欲求――私のことを認めてほしい、という欲求――のバリエーションである。この欲求を持っている人は、誰か自分の認めた相手に、意思決定を任せてしまいたい、楽になりたい……、そんな願いを、無意識的に抱いているのだとも言える。

いずれにしても、誰かに理解し、受け入れてほしいという欲求に、気の毒なまでに苛《さいな》まれている状態であることには違いない。

これらの人々に限った話ではない。ほぼすべての人に「誰かから認められたい」という欲求が意識するとしないとに関係なくあると考えてよい。人間が社会的存在である以上、そう考えるほうが自然だろう。

多くの人が私に求めるものは、科学を語ることではないようだ。確かに脳科学そのものについては、学者がわざわざ語らなくとも、ネット環境さえ整っていれば、誰でも論文や書籍を手に入れることが容易にできるのである。研究データについてはけっこうな部分まで自分で調べることが十分できてしまう時代である。

本当に知りたい、聞きたいと思っているのは、自分自身のこと以外ではあり得ないのだろう。自分自身のことをもっと知りたい、理解したい、受け止めたい、受け止めてほしい……そんな願いに、本人こそが縛られて苦しんでいるのかもしれない。ともあれ、こういった人たちは、そもそも科学のことなぞどうでもいいのである。

こうした承認欲求を満たすことで得られる報酬は「社会的報酬」と呼ばれる。食欲や性欲など、生理的な欲求に対応するのは「感覚的報酬」、金銭欲や物欲に対応する報酬は「物理的報酬」、好奇心など知的欲求に対する報酬は「知性的報酬」等と呼ばれる。

承認欲求というのはやっかいなものだ。受け止めてほしい、特別な存在であることを認めてほしい、という欲求。その欲求自体は自然なものであるはずなのだが、これをあまりにあからさまに大勢の人の前で表現しすぎる人はなぜか、一般にあまり歓迎されない。特に日本ではその傾向が強いように見える。社会性が高くなければ生き延びていく上で不利な立場に立たされる可能性が高い国であるので、これは仕方がない。

繰り返しになるが私には、一人ひとりに対して個人的に、丁寧にその承認欲求を満たし、受け入れ、癒すことが物理的にできない。そうしたくない、ということではなく、（わざわざこんなところで小学生に教えるように計算して見せなくても）単純な算数ができればわかってもらえるはずだが、物理的に不可能なのだ。

せいぜい私にできるのは、あなたが「そうしてしまう」のはあなたのせいではなく脳のせいである、という端的な事実を、繰り返し伝え続けることだけだ。「そういう行動をとってしまう」のは、生物としては、特に糾弾されるべきことでもなんでもない。いまここに、そういうありようで存在していることそのものが、それだけの理由と価値があったことの証左といえるのではないか。

けれども、もしかしたら、組織や共同体からはバッシングを受け、社会的には許されないと断罪されてしまうことがあるかもしれない。だとしても、あなたがそう行動したからには、そう行動するだけのメリットがかつてヒトの進化史上「あった」ということでもある。もしあなたが生物学的には自然な欲求に従って振る舞った結果、社会的には制裁を加えられることになったとすれば、それはもう巡り合わせが悪かったとしか言いようがない。制裁を受ける前にできることは、生物学的な欲求に対しては抑制を掛け、社会的に攻撃を受けにくい振る舞いを選択しつづけるという、地味で面倒な努力以外にはないだろう。

とはいえ、少なくともこの世界には、変化に適応して姿を変え、生き延びた進化の勝利者だけが、生物として存在している。たとえいま、どんな状態であっても、誰に認められているわけでなくとも、それは進化の勝利者の取りうる、一つのバリエーションと考えることが可能だ。これは誰もが論理的に導出可能な解だろう。

ところで、いま、週に数度という割合でテレビ出演の機会をいただいている。テレビやラジオというメディアはなかなか興味深く、大衆に向けて一対多の形式で発信するという形を持っていることを含めて、放送そのものがある種の「社会実験」のような側面があり、そのことを面白いと感じている。

一回の発言につき数秒から数十秒という限られた時間の枠の中で、誤解を招かないように物事を切り取り、味わっていただけるように工夫することは楽しいものだが、語ることができない何かがすこしずつ、澱《おり》のように溜まっていく苦しさも同時に感じてしまうものでもある。本書では、遠慮せずに書いた部分もある。一定の知性を備えた層だけが情報にお金を払うものだという原則は、生きているように思う。

私は、院生時代を含めれば30過ぎまでずっと大学におり、その後は研究所で過ごした。つまり、社会人という状態を経験したことがない。社会性より原理原則を優先してしまいがちで、失敗することも多い。

そういう存在が、世の中の出来事を観察し、「大衆」と呼ばれる世の中の人々の反応を観察し、科学研究によって得られた知見をもとに分析する、ということをしている。自分のいる場所はどこからも遠く、私は観察される対象でありながら、すべてを観察しているという、遠くて近い奇妙な関係を、人々と結んでいるような感覚がある。

思い返してみれば、大学院というところでの生活が既に、そういうものだった、という気もしてくる。研究分野にもよるだろうが、自然科学における研究では、原則として対象への介入が禁じられている。観察する私、を観察する被験者、をさらに観察する私……という関係が合わせ鏡のように無限に続く。互いに距離を保ちながら、観察し合うというわけだ。

ある日、先輩に当たる人と、こんな会話を交わしたことを思い出す。世の中のすべては変わり続けていて、どれほどセンセーショナルなニュースでも、時が経てばあっけなく風化していってしまう。記憶というものがどれほど脆弱なものか、人々を見ていればよくわかるだろう。自分の記憶ですら、正確に思い出すことは難しい。けれど、論文というものは、そうではない。科学的な事実というのは、この先50年経っても、100年経っても、自分の肉体が風化してしまったあとでさえ、ずっと残っていくんだ……。

私は科学者としてはとても一流であるとはいえないだろう。かの先輩が今の私を見たらどう思うかと想像すると、恥ずかしいことこの上ない。が、それでも、このときの話はずっと覚えていて、ふとした拍子にしばしば思い出すことがある。

本書では、時代性を反映する話題や、時事的なニュースについても言及した。いずれ古くなる話題である。それらを、100年経っても残るはずの、科学的な方法論を基準に語った。無論、「科学的事実」は常に、万人の客観的な批判に晒され、変わっていく可能性のあるものだ。

変わらないのは、誰もが平等にその正当性を確認できる状態を担保していなくてはならないというルールである。これが科学の本質であるといってもいい。私はこの思考方法を気に入っているが、時にあまりにも、人間関係に優先して物事を切り裂くことをしすぎ、一般的な感覚の人には受け入れがたいと思われてしまうことがあるようだ。

アポロンの求愛を拒んだために逆恨みされ、誰も彼女の言葉を信じないようにされたというカッサンドラの逸話をよく思い出す。心理学でいうカサンドラ症候群というキーワードでその名前を知っている人もいるだろう。

アポロンとは、社会を寓話的に読み解くなら、大衆の集合体そのもののことではないだろうか。彼に愛されて予言の能力を授かるというくだりも奇妙に合致するように思えてくる。大衆の承認欲求を満たすことを拒んだために逆恨みされて、誰もその言葉を信じないようになった、という人を、これまでにも見かけなかったわけではない。

私は多くを語らず、できるだけ沈黙することにしてきた。その沈黙の中味を、どうしても語らなければならないときは、できるだけわかりにくく、知的リテラシーというピースがなければ読み解けないパズルのように発信してきた。

本書は表面だけ読んでもそれなりに読めるようにはしたつもりだが、本意は声にならない声を聴くことのできる人だけが読めるように書いた。いずれにしても、そこも含めて楽しんで読んでいただけたならば著者としてはうれしく思う。

第一章　承認欲求と不安

ヒトに特異的な欲望と快楽

ヒトはいつも、誰かに認められたい、あるいは、自分のことを理解して欲しい、という気持ちをどこかに持っていて、この気持ちは詩的でもロマンティックでもない理由――社会生活への適応を促進する――から、ヒトに生じるようになったのだと、考えることができる。この感情が強固にあるからには、おそらく、ヒトが「承認」に快感を覚えることによる利点は、少なくなかったはずだ。

興味深いことに、承認への欲求をこれほど強固に持っている生物は、他にはいない。他の生物なら、いつもいつも餌を探し求めているか、そうでなければ生殖活動に必死で、そのサイクルの連続で一生を終えることになる。だが、ヒトは違う。捕食と生殖という課題が解決されてしまうと、かえって満たされない気持ちが強まってしまうことがある。

自分は、ただ生命活動を維持しているだけの存在ではない、と、確かめたくならないだろうか。自分の存在価値を、誰かに認めてもらいたくはならないだろうか。自分のことをわずかでも誰かに理解してほしいとは思わないだろうか。自分が見たもの・感じたものを、他の誰かと一緒に味わいたくはならないだろうか。

これらの願いをざっくりと、心理学の用語でひとくくりにまとめると、「承認欲求」ということになるだろう。

この拭い去りがたい、ヒトに特異的な欲望と快楽のかたちを、もしかしたら過去の宗教家は「業《ごう》」と呼んだのかもしれない。科学者が表現すればドーパミンがどうのこうのと無粋な言葉になってしまうが、詩人や文学者なら、この欲求を美しい物語で包んで、詩や小説にあらわすことができるのかもしれない。なまなましい欲求を直視せずに受け渡せる様式美としての文芸、として。

さて、ヒトならば誰にも承認欲求がある、と言うのは簡単なのだが、「あなたには承認欲求がありますね」と言われて「そうですね」とあっさり認めることができる人は、存外少ないのではないかと思う。自分が承認欲求を持っている、という事実自体が、恥ずかしい、という感情を惹き起こすことがあるからだ。

あれこれ考えたが、誰か第三者の承認欲求についてとやかく論評する以前に、まず私自身の承認欲求について開示するのでなければ、フェアではないような気がする。

誰もが持っている「空洞」

私は2022年9月で結婚して12年になったが、しばらく前に、私が結婚している身であることを知りながら、アプローチしてくる男性がいた。こんなことを書いたらなんだか週刊誌の人々がやってきそうな感じもするが、特に色っぽいことがあったわけではない。

ただ、日常に何の不足もなく、幸せだねと人にも言われ、自分もそう思っていたのに、その裏側にある深淵に気づかされてしまう、という経験をしたのだった。何と言うこともない日常が、実はおどろくほどあやういもので、うっかりしているとやすやすと心に開いた穴を見抜かれ、こじあけられてしまうことがあるのだということを知った。

生物の、何億年にもわたる課題であったはずの、生存と生殖に困らない状態にあってなお苦しむ、というのはどういうことなのだろう。科学的に説明をしようと思えばいくらでもできる。だが、何かが満たされないままだ。ヒトという生物の業の深さを、自分の奥深くに口を開けたその空洞の中に見るような思いがした。

彼はおそらく、知恵を競い合うか、心理ゲームでもするような感覚で、私に近づいてきたのだろうと思う。

ごく普通の感覚で連絡先を交換した。彼は礼儀正しいメッセージを送ってきて、しばらくはおとなしいやり取りが続いた。今思えば、このとき、すこしずつ反応を確かめ、私という人間のパーソナリティについて断片的に情報を集め、像を構築していったのだろう。やがて彼は、徐々に踏み込んだメッセージを送ってくるようになった。


あなたは、女の身で高学歴であり、専門性の高い領域で生きている。

それには、相応の苦しみが伴うのではないか。

話の合う人は、ごくわずかなのではないか。

それは、今だけではなく、いつもそうだったのではないのか。

ずっと孤独だったでしょう。

あなたは、誰とも共有することのできない世界を抱えて、生きてきたのではないか。

だから、わかってくれる人が欲しくて、僕なんかとも連絡先を交換したのでしょう。

僕も同じですよ……。

わかりやすい下心の感じられる文面だからこそ、こちらも相手の意図を確信し、安心して踏み込んでいける。そういうギミックも込みで、よく練られていると思った。

こちら側の孤独感をわかりやすく明示して言語化した上で、「あなたこそ、僕の孤独を理解できる特別な能力をもった人だ」と礼賛のメッセージを送る。そうして、安っぽい形ではあるけれども相手の承認欲求を満たす。本当に単純な方法だけれども、人間というのは業の深いもので、どんな女にも必ず空洞があるのだ。満たされていないときには、これほどあざとい型通りの言葉であっても、ないよりはましなのだ。これで彼に好意を寄せるようになった人も少なくなかっただろうと思う。

私の専門性がやや高すぎたせいもあって、最初は彼の戦略も功を奏さなかった。話の合う人を探していた、と言う割にはその知識は薄く、とってつけたような何十年も前の俗説をまことしやかに語るあたりには寒々しいものを感じざるを得なかった。どうにもしらけたような気分にさせられたし、この知識水準でゲームを仕掛けてくるとは身の程知らずな男だと、傲慢ともいえるような考えがよぎったりもした。

そんな自分自身に嫌悪感も覚え、もうこんな気まずいやり取りはやめたいと思って、「私にゲームを仕掛けるのは無駄だから、こういう言葉を私に送ってこないでほしい」「厳しいことを言うと思われるかもしれないけれど、私のことをあれこれ分析しても、あなたには私に近づくことは難しい」というような内容の返信を何度もした。

しかし彼は、私に入り込もうとする操作をやめようとはしなかった。それどころか、ムキになって私の心の隙を探すようなことをし始めた。後になって思ったことだが、私の言い方が彼のプライドを刺激してしまったのかもしれず、直接、インパクトのあるメッセージを送るという対応は、もしかしたら悪手だったのかもしれない。

ともあれ彼は、丹念に探索を続け、最終的に私の心の隙を探り当てることに成功した。あまり詳細を書くのは自分語りが過ぎ、それこそ自分を承認欲求の塊のような人間であるとさらし者にするようで恥ずかしいが、その隙はそう見つけにくい場所にあるわけでもなかったということだけは、反省のために記しておこう。私に特異的にあるわけでもなく、よく見れば誰もが持っているようなものだった。

理性に情動がついていかない

繰り返し、彼が送ってきたメッセージは、たった一つの内容に集約される。人間は孤独である、という、ごくシンプルな内容。だからこそ、恐ろしかったともいえる。

脳、という観点から見れば確かに、人間は、誰とも理解し合うことができない。残酷かもしれないが、これは事実だ。私が見ている赤という色が、相手が見ている赤という色と同じなのかどうか、そんなことさえ、誰にも証明することができない。脳科学／認知科学、という領域をかじったことのある人なら、誰でも知っている問題で、さんざん議論し尽くされている。

彼は、人間の根源的な孤独を彼なりの感性で指摘し続け、それに対して私は、科学的な観点からその理由を説明する、というやり取りがしばらく続いた。自然なやり取りの中で、無意識的に私はある感覚を彼と共有させられることになった。彼のやり方がうまく私にハマったのは、私が脳科学／認知科学をベースにしていることが大きな要因の一つだったともいえる。自分にとっては武器にもなり得る、磐石な基礎だと信じていた私の知識や論理的思考そのものが、逆説的に、私のセキュリティホールになった。

つまり彼は、私の基礎知識を利用して、私の意識の中に、彼のメッセージを植え付けることに成功したわけだ。人間は、誰とも理解し合えない。あなたは、絶対的な孤独の中にいる、というメッセージを。

あなたは、孤独な存在だ、という彼のメッセージには続きがあった。

僕だけは、その孤独を理解できる。

誰とも理解し合えない孤独を、僕は知っている。

これを受け入れることは、承認欲求が満たされる究極の形といってもいいかもしれない。誰からも切り離された状態で、絶望的な孤独を感じているとき、その孤独な存在ごと、孤独なまま共有できるような人が目の前に現れたとしたら。多分、その人の手を振り払うことができる人はいないのではないか。

醒めた気持ちで冷静に判断できているはずだと思っていたのに、彼からメッセージが来ないだけで落ち着かず、動揺し、自分を理解してくれる人は他にはいない、もうこの先この人を措いてそういう人は見つからないのではないか……そういう不安が増していった。そんな人は他に見つからない、というのは明らかに認知の歪みなのだが、理性では理解できていても、情動の方がついてこない。どうしようもなかった。

返事を待つ間に巡る考えは「私が何か気に障ることをしてしまったのだろうか」という根拠のあいまいな罪悪感、それでも気にかけてくれているに違いないという苦い期待、その期待を持つことの後ろめたさ、見放された感じと理解されるという承認欲求が満たされる快感とを交互に与えられた。

そのタイミングは不規則で、私は、自分が実験動物のようだと思った。変動間隔スケジュールといって、実験動物に対して条件付けを行うとき、そのタイミングを等間隔にせず、不規則にするとより中毒的になる、という操作がある。しかし「これは、変動間隔スケジュールによる強化だな」などとこの操作を分析してはいても、コントロールされていく自分を止めることができなかった。

自分自身が制御できず、このままでは完全にコントロールが奪われてしまう、という恐ろしさが日に日に募り、結局私は、彼の連絡先をリストから削除し、端末ごと処分した。

「共感」というスキル

さて、女をモノにするには、共感がポイント、ということが巷間《こうかん》言われている。確かにそうには違いないけれど、あまりに「共感」がお手軽に小手先のライフハックとして語られていることに違和感を強く覚えている。

ハンティングするように女を追う者たちにとっては、共感という罠を仕掛けて女がハマってくれればそれでゲームはクリア、なのだろうから、わからなくはないけれど、ただ肯定する気にもなれない。自分は自身が女であることを否定することはできず、それがモノとして対象化されてしまう不快さ、そしてサイエンスが単なるライフハックスキルとして捉えられていることへの落胆に、疲れさせられてしまう。

人間の細胞一つ一つの働きや、心臓の拍動や、呼吸、歩く、物を摑むといった動作、そして物事を考える、決断するといった機能のうち、脳に関連していないものはほとんどない。多くの人が関心を持つであろう、燃えるような情熱、恋心、胸がしめつけられる切なさ、恥じらい、心の痛み、これらは脳が生み出している。人々がライフハックとして脳科学を使いたいと思うのは、自分を制御したいと考えているからだろう。このような高次脳機能と呼ばれるものは、意志を働かせることによってある程度まではコントロールできるものだから、脳を知れば思いのままにできるに違いないという幻想を人々が持ってしまうのも仕方のないことだ。

いい歳の大人になれば、自分のなかに生起するさまざまな感情とうまく付き合っていかなければならない場面がほとんどだろう。

ちなみに私はどちらかといえばコントロールできていない方だ。とはいえ短時間しか会わない人にはへりくだりもする。相手の無駄な攻撃心をあおることの不利益が大きいため、謙虚なポーズを取る必要がある場合が多いからだ。

ただ、すこし付き合いの長くなりそうな人に対しては、もうすこし正直になる。私は、ほんとうはあまりコントロールしたくないのだ。私は時に愚かで感じやすく、無知であり、誰かがいないとまともに生きていけない。逆説的だがその面を露わにする方が、自律的な強者であるよりもずっと生きていきやすい。

わかりやすく俗っぽい表現でいえば、一般的には、愛される／憎めないキャラクターとして受け入れられる確率が高くなる。だから、人間はこれほどに愚かであり、物事を忘れ、学習してもその通りに振る舞えないぎこちなさを抱えているのだともいえる。あなたがもし、自身をコントロールしたいのなら、それを止めはしないけれど。

もう一つ話しておく必要がある。自身をコントロールしようとしている人たちには必ず、心のスキマがある。こういう形に自分をデザインしたい、という欲求の裏に、自分の理想と、自分の本質とが乖離《かいり》していることへの焦りやコンプレックスがある。ここを捉えることができれば、この人たちからはやすやすと好意を得ることができるだろう。

私のことをわかってくれるのはこの人だけだ、と信頼され、秘密を打ち明けられ、必要とされるだろう。存在ごと、寄りかかられてしまうこともあるかもしれない。

共感するというのはテンプレート的な言葉ひとつでできるものでは決してない。けれど、その人の心のスキマを捉え、そこに寄り添うことはそう難しいことではない。特殊能力が必要なわけでもなく、誰にでも、すこしコツさえつかめばできることだ。

誰がどんな風に知識を使おうとその人の勝手であり、たとえ自分が攻略の対象にすぎなかったとしても、それでも心のスキマを見過ごさないでほしい、わかってほしい、嘘でもそこを埋めてほしいという人はいるものだ。知識は知識に過ぎず、それを使うのは人間だ。人間の業の深さを、何度も何度も思い知らされる。そのたびに疲れてしまう。これについては、自分も学習できないものだなあと自分で自分のことを嘲笑したくなる。

好意と「あわよくば」のあいだ

どんな世界のどんな人であっても、人間は自分に興味を持ち、自分の言葉を聞いてくれる人に好意を持つものだ。要するに、この性質を使えばよい、ということになる。

タイプではなくても心惹かれてしまう人というのが誰しもいた（いる）だろうと思う。

その人は、おそらく「ああ、この人は私のことを好きに違いない」というサインをどこかで出してきたはずだ。あるいは、それを自分から勘違いしてしまったか。

そのサインは、あなたにだけは自分の話を打ち明ける、あなたの話だけは面白く聞くことができる、あなたとだけは自分の秘密を共有できる……といった関係性を使った方法であったり、あなたただけが優れた才能の持ち主、あなただけがこの世界の中にあって美しい、あなただけが本当にすばらしい、となにがしかの特別性を付与する語り掛けをするという方法によって提示されているだろう。

提示する側は、自分の好意を示すことによって、相手の歓心を得ることができる。けれども、歓心以上のものは特に必要ない場合も多い。このときに、齟齬が起きる。

相手から、適度な好意だけを得られるのなら、それはバランスがとれているといえる。けれども、本気にさせてしまったときには厄介だ。相手が本気になってしまったときに、それをうまくあしらうことをしないと、面倒なことになりかねない。

実害としては薄いけれども、これはデート商法によく似ていて、どんな方法であっても、これらの人は、関係を深く築きたいわけではないのである。うっすらとした好意から、肉体関係まではゆるさないけれども「あわよくば感」は保持したままのぎりぎりの恋情までを、とりあえず相手から引き出しておいて、自分は特に何も与えないのである。多くの人から好意を持ってもらっている状態、そのものがインセンティブだからだ。

これを糾弾するつもりもなく、ただそういうものがある、と私は言いたいだけなのだが、こういう行動様式をもって接してこられた経験のある人間からしてみれば、場合によっては怒りを感じる人もいるかもしれない。

私が面白いと感じたのは、この方法をセキュリティとして用いている人間が少なからずいる点である。既存の倫理基準が変わりつつある遷移期、不確実性の時代と言われる現代にあって、法も社会も自分を守ってくれる保証がない。なんなら、自分は虐げられてきた側の人間である、という自覚のある人物にとっては、こういうセキュリティを行動様式として身に着けでもしなければ、本当に死んでしまうかもしれないのだ。

社会に守られ、そのシステムを信頼して生きてきた人間とは、根本のアーキテクチャが違う。それを互いに、狂っている、あるいは、思慮が足りない、といって貶《けな》すのはたやすい。けれども、本当にこの先の世界で必要とされるのはどちらなのだろう。何千年も生きることができたなら、その顛末を見届けてみたいものだと思う。

脳が恋愛のさなかにあるとき

こう変わってくれたらいいのに、ともしも誰かに対して思ったとしたら、その時点でもうその人のことを許容してはいないのだ。変わったあとのその人はもう、今見ているその人ではない。もしかしたら、こう変わってくれたらいいのに、という心理的プロセスそのものを楽しんでいるフシすら、あなた自身の心の一面にあるのではないだろうか。誰かを、私が正しいと信じている方向へ、私が導いてやる。そのことを快感に思わない人はまれだろう。

この21世紀もそろそろ初頭とは言い難くなってきた20年代にあって、処女信仰がなお力を持っているのもこのためだろう。私がこの女を正しく導いてやる。俺の女として、俺の色に染めてやろう。男女逆でも成立するかもしれない。私がこの男を教育してやろう。私のいた〝しるし〟をこの男に残してやろう。

考えてみれば、脳が恋愛のさなかにあるときは究極の人権無視へと極めて容易に移行しやすい状態であるわけで、古来、間諜も政治的リーダーも恋愛で相手の脳をこういった状態に持っていくというのを方法論の一つとして使ってきている。また、例えばフランスではドメスティック・バイオレンスの犠牲になって亡くなる女性は3日に1人の割合でいるという。そして加害者は口をそろえて、相手のことを愛していた、と言うのである。

もちろん、保身もあるだろうが、8割方は本当にそう信じていると思われる。自分はその閉じた関係の中においてだけは、全能の支配者になれるのである。いたぶる快感に我を忘れ、相手を痛めつける言動は過激さを増していく。自分の愛している相手の生殺与奪権を握っているという感覚の中毒性は、相手が死んでもなお自らの異常性に気づくことができなくなるほどおそろしい、ということになるだろうか。

その人の「そういうところ」が許容し難いなら、最初からそういうところのない人を探すべきであって、その人を選んで付き合った自分の見込み違いを反省してさっさと損切りするか、または受容するという選択肢しかない。その人を変えるのはその人であって、自分ではない。

そもそも種が蒔かれていない畑にいくら水を撒いても芽は出ない、というたとえのほうが良いだろうか。せっせと愛情という名の水を注いで、いつか芽が出るに違いないと、その日を切実に待ち望む。そうして、待てど暮らせど芽が出ない。永遠にやってこない「芽が出る日」まで、どれほどあなたは待っていられるだろう。

愛しているその相手はもうあなたのことなど見ていないし、考えもしていない、かもしれない。かもしれないとは書いたが、おそらく、9割方そうだろう。相手が目の前にいないとき、あなたが楽しみのさなかにいるとき、あなたはわざわざ相手のことを考えたりするだろうか？

愛している相手があなたのいないところで楽しんでいることを、あなたは許せないだろう。たとえばこれが友人なら、友人として愛しているその相手が楽しく過ごしていることを喜ぶことが、ごく自然にできるのではないかと思う。

けれどひとたびこれが恋愛感情を向ける相手となったとき、様相は一変してしまう。相手が楽しんでいるそのことを、自分の喜びとしては感じられなくなるのが人間の常であるようだ。相手が楽しんでいればそれでいいじゃない、と試しに主張してみるといいと思うが、完全に頭のおかしい人間扱いされてしまうはずだ。

相手が自分の知らない場所で楽しんでいることを想像するだけで息が詰まり、動悸がし、体中の血が凍るような思いをする人も少なくないだろう。不思議なものだ。最も身近で大切な相手が楽しく過ごしていることを楽しめないなんて、人間はなんと業の深い生き物なのだろうか。愛が浅ければ寛容に振る舞えるのに、思いが深ければ深いほど、相手を許せない。それどころか、気が済むまで攻撃してしまう。

その人を自分の枠の内に取り込むまで、その心は已《や》むことがない。すっかり相手が人間らしい意思を失い、あなたの軍門に降《くだ》ったとき、やっとあなたの心は安らかになるのである。そして、いずれその安寧を物足りなく思い、新しいターゲットを探し始めることになるだろう。

不安感情が内面に暴発するとき

満たされない。何かが足りない。経済的に困窮しているわけでもなく、重大な問題が身の回りに起きているわけでもない。理由はわからないが、息苦しくなるような漠然とした不安がある……そういう声を時々聞くことがある。

彼らはむしろ、充足していることそのものに閉塞感を覚えてしまうのかもしれない。

何かに困っているわけではないのに、なお苦しむ、という現象は、いったいなんなのだろう。このとき、脳では何が起きているのだろうか。

そもそも生物の課題は、生存と生殖だった。この課題を解決するために、脳が進化し、発達してきたといってもいい。餌を効率的に得られる場所を探り当て、子孫を残すのに好適な伴侶を得るためには好都合な器官である。知能の高さが、社会経済的地位の高さとある程度の相関がある、という点では、他の生物と人間もそう変わらない。脳が発達していればそれだけ「餌」と「伴侶」を得やすくなるということだから。ただ、脳はエネルギーも酸素も消費量が多く、その機能を維持するコストがあまりにも高い。そのため、生存と生殖が終わると脳をみずから食べて消化してしまう生物もいるくらいだ。

この閉塞感、不安感は確かに生き延びるために必要なものなのだろう。では、これらの正体、生理的な要因はいったい何なのだろうか？

不安感の源泉にはＴＨＰといった神経ステロイドなどいくつかの物質の関与が指摘されている。神経伝達物質のうち、不安というキーワードで想起される、もっとも代表的なものはセロトニンだろう。セロトニンは、やる気や安心感をもたらすものとして知られている物質だが、不足していると不安感を高めることが指摘されている。

不安というのは、一般的には良いものとは言われない。むしろ、ネガティブな感覚として捉えられていることが多いだろう。だが、生物の生存にとっては意味のあるものだ。予測され得るリスクを回避し、将来的にリスクになり得る要因を検出し、排除するために不安がある。つまり、生物は不安という感情をアンテナとして、未来に備えて自身が生き延びる確率を上げるために利用している。不安感情が不快で、ネガティブなものである意味もそこにある。その方が、リスクの検出感度が高くなるからだろう。

しかし、現代に生きる人間たちにとって、リスクとは何だろうか。ご存じのとおり、人間にはもはや天敵が存在しない。天敵になり得るような生物は、人間自身だけだといえる状態が長らく続いている。

未来を予測したとき、そこに大きな危険を想定することが困難であるとしたら。そのとき、自動的に生理的に生じてしまう不安感情の向かう先は、どこになるのだろうか？人間たちの脳に備え付けられた不安というアンテナは、大きな、あるいは確実なリスクを検出することができなければ、その感度を上げて、本来ならリスクにはなり得ないようなことをわざわざ拾い上げてしまうようだ。

たとえば、近い将来に起こり得る災害の話題や、逸脱した行動のために共同体やモラルを破壊しかねないような人物の話を、多くの人は好んで聞きたがる。さらには、戦争になりかねない不穏な空気が国際的に漂っているというニュースや、真偽が定かでないような終末論にいたるまで、人間は「そこにリスクがある」という話を好む。リスクを検出すると、かえってそのことによって満足するようにすら見える。不安というアンテナの役割が、そこで一段落するからかもしれない。

恐ろしいのは、こうしたリスクを検出する不安感情の機能が、自分自身の存在意義や内面に対して発動してしまうときだ。人間の脳は自動的に、自身の周りにネガティブな状況を構築してしまう性質を備えている。

第三者から見れば、自分は人が羨むほどではなくとも、特に不自由のない生活を送っているかもしれない。しかし実情は、満たされない。孤独だ。何かが足りない。何のために生きているのかわからない。私の内面は、空洞だ。生そのものが、ゆるやかだが完全な自殺のプロセスであるかのように思える。

不安と戦わない、という方法

不安感情は、本当は存在しないこの地獄を、脳の中に構築してしまう。

私はいまもずっと、それに悩まされている。生きることそのものが、消化試合のように感じられてしまう。博士号をとるまではまだ良かった。けれど、いまはもう走ることができない。目標をわざわざ設定するのも茶番的でしっくりこない。自分の物語、新しいストーリーが見つからずに困っているといってもいい。研究も悪くないが、結局は大学での椅子取りゲームのための論文、そんなものを書きたくない……。こんな閉塞感や漠然とした虚しさを抱えているとき、知能は何の役にも立たない。論理も、記憶力も助けてはくれない。

むしろ、忘れる能力、論理的に考えないことによる突破力、あえて思考停止するというアプローチの方が、有効なのではないだろうか。そうすることによって、人生をもうすこしだけ生き延びる力が得られるように思える。私にとっては、そうするための装置として「結婚」があった。不安のアンテナを、鈍らせるための。

日々ささいなことに満足して幸せに生きていけることの大切さは、むしろ不快な記憶を忘れ、不安な未来を予測してしまわない鈍さがあってこそ、感じられるものではないだろうか。人間は、思い出は記憶しているけれど、記憶はすべては思い出せない。このことに、人間の能力の一端が表れているといえないだろうか。

自然に忘れる、ということを人工知能に実装するのは現在の技術ではまだ難しい。人間の脳は、機械よりはるかによくできている。必要性の薄い記憶を忘れ、論理的に考えすぎないことによって、巧みに生きていける。そう仕組まれているように私には見える。

人間は、誘惑に弱く、欲深く、愚かで、忘れっぽい……。その方が生き延びる力が高い、ということは十分ありえることだ。承認欲求があることの意味も、そういうことなのだろう。適応の結果、承認欲求の高い個体が生き延びたのだとすれば、これを利用した方が生き延びやすいに違いない。こうしたことを私は、自分の不安、自分の中に存在している空洞を見るにつけ、しみじみと考えてしまう。

この空洞は自力で埋められるようなものではなく、それを利用しようと近づいてくる人に対する防御法もない。救いようがないと思われるかもしれないが、解決される性質の問題ではない、ということを知っておくのは、悪くないだろう。これは生理的に存在する、進化的な意味のある不安で、生物として、なくてはならない空洞と孤独なのだということを。

気づいてしまったら、それを抱えて生きるしかなく、誰もそれを助けることもできない。人間は最後は一人で死ぬ。地獄を抱えて生き延びろ、と言うしか、私にはアドバイスができない。

ただ、不安と戦わない、という方法もある。目を逸らしておく、という戦略はとても有効なものだ。忘れるとか、勘違いするとか、幻想を抱く、ということができるのは、人間にとっての福音なのかもしれない。論理的に考えれば共有できるはずもない感覚を、誰かと共有していると一瞬でも思えることがあったら、それが幸せというべきものだろう。おいしいものを食べて、別々の味をきっと感じているのに違いないけれど、おいしいね、と言い合えること。それは、とても幸せな刹那ではないだろうか。

存在論的な不安は根本的には死によって解消される。しかし、生きていることで感じられる、ちょっとした刹那の幸福の連鎖を味わい続けることが、もしかしたら、生きるということの意味なのかもしれない。

第二章　脳は、自由を嫌う

タイムプレッシャーによる意思決定

ゆっくり考えれば間違えないで済んだのに、という後悔を味わったことのない人はほとんどいないのではないかと思う。急いで、時間に追い立てられるようにして下した判断は、論理的でもなければ正確でもなく、エラーが多くなってしまう、と考えられている。なぜ、私たちはタイムプレッシャーがあるとき、こうしたミスをおかしてしまうのだろうか？

この現象に関する研究成果について少々、言及してみたいと思う。

①　直感で物事を判断するとき

②　じっくりと時間をかけて意思決定するとき

①と②それぞれのプロセスはスピードが違うだけで、基本的な機能や構造は同一であ

ると考えられてきた。

しかしアメリカのヴァンダービルト大学の研究によれば、これらの脳内におけるプロセスはまったく違うという。
①の直感を働かせて判断しているときには、②のじっくりと時間をかけて意思決定するときに使われる、論理的な機構が機能していないことが示唆されたのだ。
研究グループが行ったのはサルを使った実験である。まず、サルを、エラーを起こしてもいいから、とにかく早く正解を選択することを指示されたグループと、時間をかけても正確さを重視するよう指示されたグループに分ける。そののち、モニターに映し出されたオブジェクトと同じものを選ぶ課題の遂行で、その時の脳の活動がどのようであるかを測定した。

その結果、同じ課題であっても、とにかく早く正解を選択する――いわば直感で迅速に判断するときと、ゆっくり熟考して正確性を重んじて決断するときでは、前頭前皮質の活動がまったく違っていたのだ。つまり、この2つの状況下では、脳内における情報処理は異なる様式でおこなわれていたということになる。

たとえば、ECの店舗サイトなどで「残り9枚です」とか「これを見ている人が10

0人います」といった情報が表示されているのを見て、思わず「購入する」をクリックしてしまうという経験をしたことがある人も多いと思う。ヒトの脳は、プレッシャーに弱いのだ。

脳の前頭前野に「背外側《はいがいそく》前頭前皮質」と呼ばれる部位があり、ここは冷静にものを考えて損得を計算する領域として知られている。

ところが、「背外側前頭前皮質」は体調や気分によって機能が十分に発揮できなくなりやすい。寝不足だったり、アルコールを摂って気分がよくなっていたりすると、機能が少し落ちる。

今回の研究結果から「タイムプレッシャー」があるとき、その機能が低下するのは、脳内でまったく違う機構が働くためであり、見かけ上、冷静な判断が阻害されて、焦りによってつい購入ボタンをクリックしてしまうという行動が誘発されたように見える、ということが明らかにされたことになる。

200個限定でシリアルナンバー入り、といった販売促進策がよく取られる。ヒトはまた、「限定品」にも弱い。「タイムプレッシャー」も「限定品」も、「後で買えないかも」という不安を誘発することによって、冷静に計算する機能を低下させ、結果的に購買欲が煽られるのである。

私たちは、純粋にそのものの価値を測って、それだけに基づいて購買の意思決定をしているわけではないのである。ものの価値どころか、自分自身の価値ですら測れない。これは人間の業である。が、その一方で、自分の価値が不確定であるというのは、福音であるのかもしれないのではあるが。

「迷わない人」は信用できない

人間は社会的存在である以上、もちろん完全に一人で生きていくわけにはいかない。どんなに孤立して自給自足をしていても、何らかの形で同種の個体の他者とコンタクトを取らざるを得ない。新生児が自立して生きていくことのできない生物種である。成長も極めて遅く、自立して次世代を作るようになるまでには十何年もかかってしまう。人間として生まれた時点で、同種の誰かに頼らざるを得ない、そういう状況に追い込まれている。そしてその都度、他者に合わせて生きる必要がある。

にもかかわらず、他者に合わせて生きざるを得ないことや、自分ではない誰かの基準で自分の人生を生きるような振る舞いを、殊更に攻撃して軽蔑するような風潮があるのは不思議だ。例えば、いいね！　を求めることをクズだと無批判に言い捨てる言説はそう珍しいとはいえない。面白いくらいに「自分の意志を貫け！」「創造性を鍛え、他人と違うことに挑戦せよ！」「リスクを取れ！」という煽り文句が次から次へと出てきて、ものすごいスピードで消費されていくのを目にする。

人間は、迷い、戸惑い、誰かに合わせ、人の言葉を聞かなければ選択も決断もできない。そういう生き物だ。もしそうでない人がいたとしたら、その人の脳は普通ではない。迷いも戸惑いもせず、誰に合わせることもせず（ブレない、などと称賛されることが多いだろう）、人の言葉を聞かず、決断力があり、我が道を行く「迷わない人」がいたら、真っ先に私はその人のことを疑う。その人のことを仮に「信用できない人間」フォルダにこっそり分類して観察しようとするだろう。そうしてある程度の期間、様子を見ながら、その人が本当に人の言葉を聞かず、合わせることを厭い、迷いも戸惑いも感じない人なのか、それともそう見せかけておくことで大衆の称賛を得ようと媚びているだけの人なのかを探るだろう。

残念ながら、多くの「迷う人」は、「迷わない人」のことがとても好きだ。「迷う人」は、自身に戸惑いや迷いが生じることを恥じていて、できれば「迷わない人」になりたいと願う。「迷わない人」に憧れ、その振る舞いを一時的に真似ようとしたりする。たいていの物事を遠目で見てしまう私からすれば、もったいないな、と思わないでもない。本当は、迷うことのほうがずっと高度で、美しい機能なのに。

ブランドと権威を認知する脳の働き

「ペプシチャレンジ」という有名な実験がある。実験ではまず、ペプシとコカ・コーラを、ラベルを見せずに中身だけ被験者に飲んでもらい、どちらが好きか選ばせる。ラベルを見せずに飲ませると、ペプシを選ぶ人が多かったという。一方で、ブランド名がわかる状態で被験者にそれらを飲ませると、コカ・コーラを選ぶ人のほうが増えたという。これは興味深い結果だろう。味の好みとブランドの好みは必ずしも一致するわけではないのである。まあ、コカ・コーラに子どものころからなじみがある人が多いはずのアメリカでの実験だから、日本でやったらもしかしたら違う結果になるかもしれないのではあるが。

この研究は、一言でいえば、ブランドの力が脳に与える影響を調べたものである。この実験ではコカ・コーラとペプシを比較しており、ブランドについての知識が実際に味や選好を変容させるということで話題になった。割に広く知られている古典的なリサーチといえるだろう。

この研究の流れで、その選好の機構を脳科学的に検証しようというものもある。2004年にアメリカの脳科学者モンタギューらによって行われた研究である。モンタギューらは被験者を集めて、同様にコカ・コーラとペプシのそれぞれをブランド名が分からない状態で飲んでもらい、その最中の脳の活動をスキャンした。

すると、主観的な快楽を感じるときに活動すると考えられている脳機能領域・腹内側《ふくないそく》前頭前皮質（vmPFC）が活性化している様子が観察された。興味深いことに、被験者にあらかじめ聞いてわかっているそれぞれのブランドの好みと、ブラインドテストで飲んだ味の好みとは、やはり一致しなかったのである。つまり、ブランドと味とを、脳は別々に処理しているということが改めて確認されたわけだ。

この結果をもう少し掘り下げるために、ブランド名がわかっている状態で被験者にそれぞれを飲んでもらい、脳をスキャンすると、コカ・コーラを好きだと答えた人がコカ・コーラと知って飲むときには、記憶・情動の回路が活性化していることがわかった。

一方で、ペプシではこのような反応が見られなかった。コカ・コーラに特異的に見られたこの反応は、情動に直接訴えかけて判断を変化させるということで、エモーショナル・ブランディングと呼ばれている。

研究グループはさらに、vmPFC損傷患者に対して、同様のパラダイムで実験をしている。前述の通り、この部分の活動は、主観的な快楽、そして感情的記憶と結びついている。

この結果もまた興味深い。vmPFCが機能しないこの患者たちでは、ブランドを明かさずにテストした場合の選好と、ブランド名を明示してテストした場合の選好が一致していた。つまり、ラベルによって味の好みが左右されなかったのだ。

ブランドやラベルや第三者のお墨付きなど、外部の権威を表す何かによって自分の判断が左右されてしまうことを、人間はなぜか恥ずかしいことだと感じるようだ。恥ずかしいどころか醜い振る舞いであり、一部には唾棄すべき性質と断言する人すらいるようでもある。

しかし、モンタギューの実験からは、ブランドや権威を認知し、これによって選好が変わることは、重要な脳の働きの一つだということが示唆されたことになる。

ブランドを認知して活性化するvmPFCは、「社会脳」と俗に呼ばれる領域の一部である。いわば社会の空気を読んだり相手の思いを察したりするような機能を担う場所である。この機能が正常に働いているとき、私たちは誰かの思いを無意識的に察し、自分の好みにすら蓋をして、考えを曲げ、ブレて、迷う。

これほど精密なことを生得的にやってのけているというのに、その高度な機能を「内省」して「恥じる」のである。そもそも生まれながらに矛盾を抱えるよう仕組まれているとは、実に面白い設計ではないか。誰かがブレる様子を目の当たりにするとき、なんと精妙な器官／機関が働いていることだろうかと、むしろ感動すら覚えてしまうこともしばしばである。

「解は不定」の居心地悪さ

もう手の届かない過去のことや、まだ何も決まっていない未来のことを考えるとき、心がぐっと重く、石のように冷えていくような感じがするのは、自分に与えられていた、あるいは与えられている選択の重さに慄《おのの》いてしまうからかもしれない。

特に未来のことについては、より重く感じられる。自由であることを求め、自由な状態を喜ぶことが、あたかも「人間として正しい」ことであるかのように一般的には思われているようだ。しかし、少なくとも私は、何でも自由に決められてハッピー、と手放しで喜ぶ気にはとてもなれない。あらゆる可能性を考えて用意された膨大な選択肢の中から、自分自身が、たったいま選択する、この一手が、未来を決めてしまう。そう考えると足がすくみ、しばらくの間、そこから一歩も動けない。

二元一次連立方程式、といって、どれだけの人がこの単語を覚えているだろうか。中学校の数学で習うあの連立方程式のことだ。xとyがひとつずつ出てくる式が2つ与えられ、xとyの値はいくつでしょう、というような。

そう難しくはない。解は、多くの場合は確定する。

けれども時々、解が定まらない問題、というのが出題される。これは不定という解なのだが、記憶にあるだろうか。方程式を解いても、解が一意に定まらない。つまり、どんな数字でも正解。可能性が無限大にある状態のこと。解が存在しないのではなく、xにどんな数字を入れてもあてはまってしまう。

滑稽だと自分でも思うけれど、あなたの可能性は無限大ですよ、と励まされるたびに、この不定解のことが思い出されてしまう。その可能性の大きさと責任の重さに、逆説的にため息をつきたいような気分になってしまう。

選択する、ということは、選択した以外の選択肢をすべて捨て去る、ということだ。つまり、選択肢が多ければ多いほど、後悔も大きくなるという帰結が待っているのである。

しかし、選択肢を誰かに選んでもらえば、この後悔を自ら負わずに済む。選択した誰かのせいにすることができる。すべての選択肢が正解、といわれると、この先、結果として現れてくる事象のすべてが私の選択と行動の責任である、といわれているような気がしてしまう人も多いだろう。

あなたの選択が結果的に地獄へ通じる道だったとしても、それも人生だと受け入れることができるだろうか。その結末も、あり得る解であるとして納得できるか。どんなに苦しくともそれも一つの正解であり、あなたの選んだ選択肢なのだから自信を持つべきだと、どこまでその負荷に耐えられるのか試されているということだ。

不定という解の、この居心地の悪さに、人間はどこまで耐えられるのだろうか。できれば、こんなことには思いをめぐらせず、楽観的に物事を見、直感的に行動し、すべてを忘れ、都合が悪いことは誰かのせいにして生きたい……人々の発言を見ていると、そういう人が大多数であるように思える。もちろんそれが、居心地よく人生を過ごすために適した方略だということはわかるのだけれど。

人はかくも騙されやすい

ケンブリッジ大学のグループが、「人間は1日に何回の選択をしているか」を調査している。研究結果によると、私たちは「ランチに何を食べよう」とか「どんな服を着よう」という程度のものから、ビジネスにおける重大な決断も含め、1日に最大3万5000回の選択を行っているという。

人間の脳にとって「選択する」というのは、負荷が高い行為なのだ。意思決定に要するエネルギーは少なくない。「白か黒か」の二者択一ならば許容できるレベルであっても、そこまで選択肢の優劣がはっきりしているケースはごくわずかだろう。多くの決断は情報を整理・比較・検討する必要がある。

人は、リスクとベネフィットを評価し、その差分の大きい選択肢を取ることを日常的にしている。けれどもしばしば、効用関数は変化する。リスクとベネフィットの評価が、外部からの情報によって揺らいでしまう。すると、棄却することを一度は決めたはずの選択肢について、リスクよりもベネフィットのほうが大きく見え、「惜しい」という気持ちが生じる。「劇場型」と呼ばれるストーリー仕立ての詐欺をはたらく側は、その効用関数の揺らぎにつけこむのである。

一般に、騙されやすくなっているとき、その人の「メタ認知」能力は下がっている。メタ認知とは、簡単にいうと「自分自身を俯瞰で見る」脳の機能である。この機能が十分に働いていれば、中立だろうが偏っていようが、自分にとって不都合な情報も適切に取り入れることができるはずである。これは、自分を客観視して、「人間とは、そもそも騙されやすい生き物だ」ということを理解する能力、と言い換えてもよい。

そもそも脳は、怠けたがる臓器である。脳は、人間が身体全体で消費する酸素量のおよそ4分の1を使っている。そのため人間の体は本能的に、脳の活動量を抑えて負荷を低くしようとする。ところが、「疑う」「慣れた考え方を捨てる」といった場面では、脳に大きな負荷がかかるのだ。自分で考えず、誰かからの命令にそのまま従おうとするのは、脳の本質ともいえる。

弱り目に祟り目、という言葉がある。気弱になっている時の脳は自分自身の計算よりも、他者からの不確かな情報を優先しやすい。つまり、騙されやすい状態にある。自分は弱っている、という自覚のある人は、特に気をつけてほしいところだ。

さらに、古典的な詐欺の手口に「ロマンス型」がある。まさに性愛は理性的な判断を鈍らせるためにある脳の機能だ。ハニートラップは、歴史的にずっと有効な騙しの手段であり、依然として使われ続けている。

人間が自分ではどうしようもない弱点につけ入るのが、詐欺の本質である。

もし私が詐欺師なら、「高学歴の人」「キャリアの派手な人」を狙うかもしれないな、と思う。強い自信を持っており、専門以外のことについては特に知識があるわけでもないのに、意外にもその強い自信から、他者の冷静な意見を受け入れない傾向を持っている。驚くにはあたらない結果かもしれないが、名門校の大学教授の94％は自分が同僚よりも優れているとみなしているという研究がある。この認知の歪みは、悪意のある側からすれば、特定の考え方に誘導しやすく、しかも一度騙してしまえば社会的な影響力は大きいので二度おいしい。また、裁量権を持っていることも多い。さらにコスパが良いといえる。

高学歴の人についてもう少し言及すると、その中には、受験という限定的な場面でプレゼンスを発揮しただけのことを、なぜか「他のことにも才能を発揮できる」と無意識に拡大解釈しており、自己評価の過剰な高さが目立つ人も少なくない。相手に対する配慮を配分率という形で評価できる独裁者ゲームをやらせると、高学歴の人は相手に対してより少なく配分する傾向がみられることがわかっている。人生のスキームが単一だと信じているからだろうか、権威や性別による前時代的な序列構造に、比較的従順であるという特徴も持っている。これは、こちらがその気になりさえすれば、きわめて操作しやすい特徴だろう。まあ、国家という共同体の人柱としてふさわしい人材を抽出するための試験という側面もあるので、仕方のないことではあったのだろうけれど。

人間が何かを信じる際、現状では、明確な根拠は必要とされていないように見える。ほとんどの人はそこまで解像度よく対象を吟味してはいないし、論理的に判断を下してもいない。一つの判断にそんなに時間をかけていられないのである。

人は、「大きな体の人」が「大きな声」で「自信たっぷりに話す」ことで、いとも簡単にその人の話を信用してしまうことがわかっている。実際に、心理学の実験で、グループのメンバーにリーダーを選ばせるという実験をしてみると、論理的に話す人ではなく、声が大きくて身体が大きく、確信を持って話す人が選ばれるという結果が出ている。

逆に、とりわけ顔が見えるグループの中では、根拠を持って論理的に話す人は、むしろ煙たがられる傾向がある。人間は、かくもあいまいで騙されやすい存在なのだ。

典型的な詐欺の方法としてもう一つ、「情報商材型」がある。この場合は、厳密には「声のボリュームが大きい」とは異なるが、やはり自信たっぷりに商品の効用を解説した後「あなただけにこっそりこのお値段で」と誘いかけ、その商品を絶賛する「お客様の声」を羅列する。人が何かを信じるときの心理状態を巧みに利用しているという点では共通している。他の詐欺に比べて被害額が少額なので、そもそも「自分が騙された」と認識していないケースも少なくないかもしれない。

ただ興味深いのは、情報商材型詐欺の被害者と新興宗教の信者の重複が少なからずみられることだ。理性やエビデンスよりも、人とのつながりを信用するタイプが狙われるといえなくもない。その人たちに、本稿で述べたような、騙されやすいタイプの話をしても、おそらく自分のことだと認識することはないだろう。そして、「そういう人もいるんだね」などという反応が返ってくることだろう。

メタ認知の大切さを説く者に対して「あなたは業が深いね。そんなふうに人を疑って生きていて楽しいのか?」というような言葉を返すのではないだろうか。彼らは、「自分は最良の選択をした。その結果、自分は幸福になった」と信じている。詐欺被害に関する調査によると、被害に遭った人の幸福度は高いそうだ。騙す側も、「俺は彼らを騙したんじゃない。夢や幸福を売っているんだ」とうそぶく。

騙す側と騙される側、どちらが人間にとって幸せな生き方だろうかと、考え込んでしまいそうになる。

迷信・俗信が確信に変わるとき

古今東西、ジンクスや俗信、験担《げんかつ》ぎといったものの例には事欠かない。カラスが前を横切ると誰かが死ぬだとか、ウサギの後ろ足を身に着けていると幸運が舞い込むだとかいうものだ。

それこそ統計を取れば、本当にその行為とその結果に相関があり、チャンスレベルよりも有意に高い確率で起きているのかどうかがわかるはずである。だが、どうもそういった報告はみられないようだ。エビデンスが薄く、その2つの事項の間に相関が希薄な場合は、迷信といって差し支えないだろう。占いを信じる人がしばしば、これは統計学だから、というのだから、本当に統計を取ってみればどうなのかはすぐにわかると思うが、少なくとも血液型や星座と人間の性格、行動パターンとの間に特に相関はないようである。信じたい人は信じればいいと思うが、私は責任を負わない。

論文を教典のように読んでしまうような（論文というのは批判的に読むもので、いかにピアレビューを経ていても、それが正しいかどうかを判断するのは自己責任だということを知っていなければならない。他人に拡散するなら尚更だ）、確かな科学教育も受けたことのない人々が拡散しているいわゆる「脳科学」は、もはや俗信や迷信に近いもの、というのは言い過ぎかもしれないが、少なくとも科学というよりはライフハックというべきものになりつつある。免罪を求めて書くわけではないが、情報に需要がある以上、自分もそこに加担しているという自覚は持っている。が、乳幼児でもあるまいし、自分の取り入れる情報くらい、本来なら自分で吟味してもらいたいものだとも思う。

迷信、俗信は、偶発的に同じような事象が2度でも起これればそのトリガーとなり得る。3度起これば、これはもうほとんど確信に変わってしまう。たとえば、右足から靴を履いたらテストでいい点数をとれた、3のつく数字を選んだ時だけ自分は当たりを引いた、など。

1948年、心理学者のバラス・スキナーが、空腹のハトを実験箱に入れて、15秒ごとに餌を出すようにしたところ、ハトにジンクスのような行動を学習させることができたと報告している。餌が出る直前に頭を上げたり、実験箱の中を一回りするといった特異な行動が出現したのである。

スキナーは、ハトが、雨乞いの儀式にも似て、自分の特異な行動が餌を現出させるために必要であると信じているかのように行動したということを、興味深い現象としてとらえ、これが人間の迷信の原形であると考えた。

その行動に望ましい結果がついてきた場合、その行動をとろうとすることが増える。逆の場合はその行動を避けるようになる。これを、オペラント条件付けという。

条件付けの実験では、たいていは、A（ボタンを押すなど）をすればB（餌が出るなど）になる、というとき、Aはあらかじめ予定されているものである。けれども、このスキナーの報告にみられる、実験箱の中を一回りするなどの行動は、こちらが予定していなかったもので、ハトが勝手にやった振る舞いである。実験者が予定も予期もしていない行動ではあったが、その行動をとったところ、偶発的にハトにとって良い結果が提示されてしまった。それが、その行動を強化する誘因となった。

人間も同じなのではないか、というのがスキナーの考え方である。

人間でも、AをすればBになる、の関係を、3度でも経験すれば、たとえその行動が非合理的で、いかにも滑稽なものに見えたとしても、やっぱりその行動を繰り返すようになってしまう。

しかも人間には、言葉がある。言語的にその行動が拡散されやすい情報がパッケージにされれば、やがて他の人間たちもその情報を真似するようになり、同じオペラント条件付けが行われ、同じように行動するようになっていく。ひょっとしたら、宗教の原形もここにあるのではないか……。

餌がほしい、という期待が高く、しかも、本当にそれが得られるかどうか不確実であればいっそう、この行動は強化されやすい。さらに、AとBの関係が無関係であると否定できるエビデンスが乏しい状況であれば、なおさらである。サイエンスがどれほど発展しても、無関係である、を証明するのは至難の業だ。ゆえに、このサイエンス全盛の社会においても、俗信を駆逐することは不可能であろう。人間の脳がそうできてしまっているということを考えれば、戦うだけ無駄なことだ。

第二次大戦後まもなく報告されたガスリーとホートンの研究では、ネコを使った迷信の実験が行われている。中央に棒をぶら下げ、どの方向にその棒を傾けてもドアが開き外へ出られる、という簡単な仕掛けの箱を作ってその中にネコを入れる。箱の中のネコが棒を傾けると、設置されているカメラのシャッターが切られ、ネコがどの方向に棒を傾けたかが記録される。

最初の2、3回のトライアルで、ネコは特定の方向にだけ棒を傾けるようになっていったが、棒を傾ける方向やその方法は、ネコごとに異なっていたという。つまりネコたちは、何か偶然うまくいった行動があると、それが偏った答えであったとしても唯一の正解であると思い込み、その行動のみを繰り返して、他の方法を取らなくなったということになる。

このような、偶然の結果が強化をもたらし、その行動頻度を上げたという場合、これを偶発的随伴性による迷信行動という。

さて、人間自身も、さまざまな形で迷信的な行動を示すことが実験によって明らかになっている。たとえば、4つのボタンのうち左から3番目のボタンを押すことによってのみコインが得られるような装置を用意したとする。すると、こうした場面では、多くの場合、他のボタンを何度も押してから最後に3番目のボタンを押す、という行動がとられる。これを、並列迷信という。このとき、コインの提示とは関係なくたまたま近くでランプが点滅していると、ランプが点いている時だけボタンを押す、などの行動も見られる。これは、感覚的迷信という。

ハトの例は、スケジュール誘発性迷信行動と呼ばれている。こうした迷信行動を消失させるには、行動しないでおくとどうなるのか、他の行動をするとどうなるのか、を確認する機会を持たせることが重要なのだが、これは、本人がすでに信じてしまっている以上、極めて困難なことだといえるだろう。

「わからない」を嫌う脳

あいまいにしておく、という解決法を持っておくのは極めて重要なことである。わからなさ、との共存とでもいえばいいだろうか。あえてクリアにせず、自分は常に何事をもわからない状態にいるのだ、という認知に慣れておくのである。しかし、人間は「わからない」に耐えるのが苦手だ。この「わからない」を抱えておくことに耐えきれず、あいまいにしておけばいいものを、何の合理的な理由もなく暴こうとしてしまうことがしばしばある。

脳は自分の体の中で、わずかな重量パーセントを占めているだけなのに、リソースは実に5分の1から4分の1も使ってしまうという浪費家である。少しでも楽をしたいと常に願っている、働くことの嫌いな臓器でもある。

つまり、脳は、複数の考え方をあいまいなまま抱えておくことを心地よくは感じないようにできているともいえる。私たちは、それが正しかろうが誤っていようが、一つの考え方に立脚し、確信を持つということに生理的なレベルで快感を覚えるようにできてしまっている。それにどこまで抗えるか。限りなく確信に近づいて楽をしたいその一方で、そこに執着し続けることの怖さを自覚し、自制的に振る舞うことのできる人はどれほどいるだろうか。

確信の怖ろしさには心理学的なトリックが潜んでいる。

アメリカの心理学者、フリッツ・ハイダーは、バランス理論という有名な心理学の理論を提唱している。これは、認知的均衡理論とも呼ばれる。人は他者との関係が不均衡になることを避けるように認知し、行動するという理論である。彼はこの理論の中で「人の確信というものは、その対象を考えるときに、常に独特の印象が必ず起こり、しかも他者も自分と同じ考えであるという、その信念の強さによって形成される」と主張している。

これだけではわかりにくいかもしれないので、例を挙げて解説を試みることにすると、例えば、何かを心の中で映像化するとき、たいていはいつも同じイメージを思い浮かべるだろう。リンゴならリンゴのイメージ、美人なら美人のイメージ、正義なら正義のイメージといった具合である。自分の持ったイメージと同じイメージを、別の人も持っているはずだと、人間は勝手に錯覚しているのである。この錯覚は、わずかな手がかりからであっても、繰り返し確かめられてしまうと、さらに強固なものになってしまう。ガスリーとホートンの実験におけるネコとあまり変わらない。自分がわずかな根拠から勝手に固定化したイメージであるのに、偏っているかもしれないその考え方を、確信という形で自分の中に埋め込んでしまう。ハイダーの主張はこのようなものである。

人が「これは私の確信です」という体《てい》で何かを口にするとき、そこには自分の中にあるイメージ群が、どこかで出会った類似の文脈によって、その信頼度を増幅させた経験が媒介されているということになろう。

そのイメージがいったん確信となってしまえば、変容することは考えにくく、覆すことは難しい。そのイメージ群が持つ微妙な差異によって、人は衝突したり、逆にその近接の中に深い共感を得たなどと錯覚して、快感を得たりもする。

こうして、人間は実際にはかなり限定的な情報源をもとに、その小さな情報圏内で、確信的文脈を形成してしまう。なんとも残念な脳であるとも見える。

あいまいさを保持しておく知力

とはいえ人々のイメージの形成には、意外かもしれないが、独創的に見えるような極端な歪曲は通常は生じない。だからこそ、言語によるコミュニケーションが一定程度は成立するのであるが、ということはレジリエンス――柔軟な修復力もあまり期待できないということにもなる。

論理的な判断にもとづく算法を「アルゴリズム」と呼ぶのに対し、特定的なイメージの塊が確信的文脈にまで至る過程で役割を果たすのが「ヒューリスティック処理」である。限られた数の簡易的な手がかりのみによって、迅速に（直感的に）判断を下すことをいう。チャンスレベル以上の確率で、正しい結果を導くことができるとされる。

例えば、職業に対するイメージで人の性格を特定したり、他人の能力を評価したりする場合に見られるような判断で、簡易的に自分の能力を基準にして（それが平均的な能力であるかどうかという吟味はまったくといっていいほどされることなく）断定してしまうような場合が、それにあたる。

多少なりとも、人はこのような簡易的な判断処理を常日頃からしているものである。

どうしても正確性と精度を求められるような決定的な判断を、我々は意外なほど必要としていない。なんとなれば、むしろ正確性と精度に欠ける解や言い回しの方が、説得力を持つことが多いくらいではないか。

日常的な場面では、人は最も身近でよく見聞きしているような言説に好意を持つようにできている。それほど、脳は自分の能力を使いたがらない。その情報が正確かどうか、精密かどうかを吟味しているような時間もないし、労力をかけているエネルギー的な余裕もないからだ。

自分がすでに保持しているような心的イメージに類似したものが見出せさえすれば、それによって相手に対する好意的な評価をいとも簡単に下していってしまう。こうして、簡易的な処理が何層にも重なって一人歩きしたものが、社会通念であったり、ステレオタイプであったり、認知バイアスであったりする。これらが中立であるなどと果たしていえるだろうか?

簡便な処理を介して集合した特定的なイメージが、少しずつ固有の輝きと自律性をもって動き出してしまうのだ。そしていつのまにか、人はあらゆる対象に対して、それぞれに偏った確信を強めていくことになる。確信を持つことが、脳が使うリソースを節約し、自我を安心させるからだ。

自我を安心させるものが、論理による精密な吟味を寄せ付けない、エモーショナルな強さを持ってしまう。これらが衝突するとき、しばしば人は、互いに「バカ」と言い合うようである。思考停止した人々同士のやり取りだと笑って見過ごすことができるような規模であればまだよい。けれど、それが攻撃力や数的優位という背景を持った場合、巻き込まれないように慎重に振る舞っている側にも影響が及んできてしまうおそれがある。

脳は私たちの体にとって最大の浪費家であり、今以上に効率的な処理の方法を自然が見つけ出すことができない限り、人は「わからない」よりも、「根拠のあいまいな確信」を求めてしまうことになるだろう。シンプルな言葉でわかりやすく仕上がっているだけの、内容をよく読めば論理的には破綻しているでたらめな理屈を、「これこそが私たちの待ち望んでいたものだ」と、しばしば性急に、諸手を挙げて受け入れてしまう。思考停止させてくれる何者かを常に求め、それを「わかったこと」にしたがる。

人は制裁を赦してくれる対象に飢えている。

パン屑に鳩が群がるように、砂糖粒にアリがたかるように、正しさに取りつかれたヒトはどんな小さな瑕疵も見逃さない。どこからともなく、いち早く寄って来る。その貪欲さは強烈だ。逸脱者がどれほど謝罪しても、中毒者たちは正義を執行する快楽を求め続けるので、その制裁行動は止まることがない。時には逸脱者が疲弊してぼろぼろになり、死に至るまで攻撃が続けられることもある。

人間には、あいまいさをそのまま保持しておくだけの知力は、努力なしにひとりでに備わることはないだろう。ほとんどの人は意識的にこれを鍛えようとしてはいないし、そんな人がもしいたとしても、暗黙の共通理解を逸脱し、ルールを犯そうとする破戒者として、多くの人の攻撃を受け、排除されてしまうだろう。

けれど、困難な道ではあっても、「わからない」を受容することが、長期的に見れば自分と自分の大切な人を守るための有効な手段たりうるということは、どうか知っておいてもらいたいと思う。確信という安易な快楽に溺れて、愛が毒に変わってしまう前に、わからないを抱えておく知力を多くの人が持ち得る世界が訪れてほしいと願う。

誰しも中立ではありえない

自分の頭で考えるのが苦手な遺伝子型が存在することを示唆する研究がある。

この遺伝子型の脳は、自分の拠って立つ思考の型やその基盤を一度決めてしまうと、それ自体を疑うことにかなりのエネルギーを使うことになり負担を伴うので、それ以外の立場からの視点を考慮することが困難になってしまう。ましてや是々非々、といった物の見方をすることには相当な苦痛を伴うことだろう。

また、自分がそうであるので、複数の視座を持って物を見る人に対しては、これを信用しないか、または攻撃を加えてその視点を一つに減じようと試みるだろう。複数の視座を持った人が存在すること自体が不快に感じられるはずだから。

ただ、中立に物事を見ることそのものにインセンティブは存在しない。だから、脳には元来そんな機能がない。各個体はその個体に適した（あるいは、都合の良い）ものの見方をするように自然に方向づけられている。そもそも中立とはいったいなんなのか、定義してみろと言われて正確かつクリアに定義できる人はどのくらいいるだろうか、とも思う。予想しながら落胆する気持ちがどうしても生まれてくる。

条件付きで、社会性を獲得して以降ならば、各個体にできるだけ効用関数的に均等になるような分配の必要が生じ、これを巧みに裁定できる個体が好意的に見なされることから、中立（に見えること）の価値が上がる。その価値に乗ずる形で、リーダーシップという虚構が生まれ、さして根拠があるわけでもないがなぜかその個体は支持を集め、幻のような、けれども抗いがたい縦方向の社会構造の形成の一隅を成す重要な要因となる。

ここまでの思考は、はじめてしまえば何十秒もかからないと思うが、はじめるのには心理的な負担が大きいのだろう。かくして、性善説への過剰な期待が起こる。相手を疑ったり、自分にとってプラスになるものではないかもしれないという可能性を、その都度吟味しながら付き合うことは実に消耗することだからだ。

大衆が十分に冷静で、リテラシーがあり、社会的地位と経済力とに左右されない選択をできるという仮定が成立してこそ、民主主義というのは健全に機能する。そういう世界でなら理想主義的な人物はもちろん支持され、勝てるだろう。しかし、現実世界ではパラメータが異なる。その世界でのトライアルはなかなか大変なことだ。

政治の世界は理性と性善説を建前とするように構築されていながら、運営そのものは本能とむき出しの欲でなされている。そのアーキテクチャがサバイバルのルールを独特なものにしている。そう遠くはない将来、「あの時代は民主主義という時代遅れの制度が是とされていたんだよ」と語られる日が来るのかもしれない。

信頼できる意思決定をしてくれる誰か

自由である、ということは、先にも書いたように、一般的には良いことだとされているらしい。誰からも制約を受けず、自分の意思で選択し、何かを決めて、自分で責任を取る。理想的な響きだ。が、実は、自由である、ということは、私が勝手に負担に感じているばかりでなく、人間の脳にとって本質的に結構な負担なのだ。学術的には「認知負荷」と呼ばれる。

脳に負担がかかる、という事象は、感覚としては「しんどい」「面倒くさい」と知覚される。選択の自由を礼賛していながら、本当は、他者に意思決定してもらうほうがいいと感じているわけだ。

着るものを選ぶ、夕食のメニューを決める、デートの行き先を決める、いま株を売るべきか買うべきか、転職すべきか否か、結婚相手はこの人でいいのか……。些細なことから自分で責任を負うべき重大な問題まで、人は自ら決めることにしんどさと面倒くささを感じていて、誰かに決めてもらったほうが楽だと、本心では思っている。占い師や宗教家に類する人は、脳のこの性質を利用している。

選択の自由がない状況のほうがむしろ、負うべき責任や、余計なリスクのことを考えずに済むから、気持ちとしては楽なはずだ。無論、脳としても楽ができる。脳が占める重さは全身の2％程度と、意外なほど小さい。しかし、何度も言うようだが、使うリソースは膨大だ。ブドウ糖は全身の消費量の18％、酸素に至っては25％もの量を消費する。異様に燃費の悪い器官ではないだろうか？　こんなに燃費が悪くては、あまり活発に動かすのは生存することを第一に考えれば得策とはいえない。

誰かに決めてもらうとか制約があることを心地よく思うのには、これだけのメリットがある。ヒトは本来、できるだけ不自由でありたいと望んでいる。みずから進んで制約のある状況を選び、檻に入りたがる。むしろ、制約がないと不安を感じ、不快感にさいなまれるはずだ。

誰もが本心では、誰かに意思決定を委ねたいと思っている。ほしいのは自由ではなくて、自分で決めているという実感だけだ。そしてできれば責任は負いたくない。

人間は、本質的には自由を回避していながら、それでも自由を求め続けるという葛藤状態のまま生きている。

そんな人間の性質を利用してきた人たちは歴史上、枚挙に暇《いとま》がない。

心理学の世界ではいまだに、ナチス・ドイツの手法を元にした実験データが教科書的に教えられたりする。彼らがどこまで意図的に、あるいは科学的にやっていたのかは別の議論に任せたいが、彼らのやったことの是非を抜きにして考えれば、その手法はおそろしいほど洗練されている。人間の認知の仕組みを巧妙に衝いたものであり、彼らの手法に抗える人はごくわずかだろう。

まず、人間の意思決定のプロセスのうち、その一部を本人の意思に委ねる。これによって、プロセスすべてについて自分が決定したかのような感覚を持たせる。それがもたらした結果については、できる限り抽象的に、あいまいに伝え、その解釈の余地だけをたっぷりと与える。そうすれば、勝手に人間は、自分に都合のいいように、自分がそれまでに払ってきた労力を無駄にしない解釈をする。

さらには、身体と心の反応が違うとき、人間は心のほうを身体の反応に合わせて変えるという性質がある。認知的不協和というが、人間の脳はこれを自動的にやるように作られているので、身体や現実を、誘導したい方向に操作してやれば、人の心を思うように動かすことができるというわけだ。ハイル！　と挙手させる行動など、なかなか興味深い。こんな些細なことで、と思うかもしれないが、些細なことが重なって、共感や感動や快感は盛り上がっていく。些細なことであればあるほど、警戒心を起こさせることがないから、思考停止のきっかけとして適している。

こうして、人はやすやすとその掌の上で踊らされてしまう。特に若い人は、このマジックにかかりやすい。なぜなら、自分の意思で判断することをつかさどる前頭前皮質が未発達だからだ。それで、彼らは少年たち、青年たちを使う。

踊らされている人は、自分では踊らされているとは思わないものだ。もしかしたら薄々、奇妙だな、引っかかるな、くらいの感覚は持っているかもしれないが、大概は「共感できる誰か」「自分の代わりに『信頼できる意思決定』をしてくれる誰か」を応援し、貢献できる快感に追いやられて、健全な批判をする思考機能は停止させられてしまう。

これは、歴史的な話に留まらない。

政治家やこれから政治家になろうとする誰かを見たとき、「この人を応援したい」と論理的な根拠無く思わされてしまうことがあるだろう。理由無く味方したい、この人についていきたい、という感じ。その気持ちを感じたら、これは、脳に仕掛けられた罠かもしれない、と一瞬立ち止まるくせをつけて欲しい。その人が正しいわけでもなんでもなく、ただ脳内麻薬を分泌させられているだけなのだから。

脳は、誰かに共感したとき、「すばらしい人」の味方をしたとき、心地よく感じるようにできている。同時に、自分で考えて意思決定することをやめて、いつでも楽をしたいと思っている。脳は、自由が嫌いなのだ。

大衆が心地よく感じる人は、大衆の思考を止めてしまう。その人が大衆のゆるぎない支持を得たとき、次の戦争が起きるだろう。できれば、その人を政治家として選ばないだけの知性を、多くの人が持っていてほしいものだと願う。

第三章　正義中毒

「正しさハラスメント」

日本の鉄道の運行について面白いデータがある。

山手線が1周に要する時間は約60分である。乗り換えの有無にもよるが、1日に20周程度できる計算になる。この約20周分のうち、最も速い1周と、最も遅い1周の時間差はどれくらいになるか、想像がつくだろうか？　ある1日をサンプルとして実際に測定を行った人が出した答えは、15秒である。平均的にはどの程度になるか、確かめてみても面白いかもしれない。

1分程度の差があってもいいようなものだと多くの人は思うかもしれない。が、ＪＲでは1分の遅延があれば「遅れ」とカウントすると聞いた。事故等がなければ、1周に要する時間の差は1分以内になるようあらかじめシステムが組み上げられ、制御されている、ということになる。その範囲に収まる「15秒」という数字は、日本の鉄道関係者の驚くべき努力と技術の結晶でもあり、これは技術を超越した何かを感じさせるデータにも見える。

極めて誤差の少ない正確な運行を可能にするこうした気質を、同じ日本人として誇らしく思う一方で、正確さが重視されるあまり、過剰な責任を現場の人々が負ってしまっているのではないかと、気懸かりになることがある。2005年に起きたJR福知山線の脱線事故が思い起こされる。

鉄道を例に挙げたが、日本全体に、どの分野にも、独特の空気とでもいうべき言語化しにくい何かがあるように思う。この「空気」は、人々が責任感を持って質の高い仕事を遂行したり、個人が努力して現場の課題を解決したりという大きな社会的利益をもたらすものでもあるのだが、あまりにその濃度が濃いために、窒息しかけてしまっているような人もたびたび見かける。

誰もが認める「正しさ」という空気のような何かがある。ポリティカルコレクトネス、と呼ぶ人も多いようだ。そこから逸脱した人を叩く行為が、この数年目立つようになった。「正しさハラスメント」とでも呼べばよいだろうか、時にはひどく息苦しく感じられる現象でもある。「正義のためなら誰かを傷つけてもいい」「平和のためなら暴力を行使してもいい」という思考をもつ人を、私は好きになれない。

脳ではこの「正しさ」はどのように処理されているのだろうか。

前頭前野には、良心や倫理の感覚を司っているとされる領域がある。これは前頭前皮質の一部にあたる場所で、内側前頭前皮質という。倫理的に正しい行動を取れば活性化され、快楽が得られる仕組みになっているようだ。「正しさ」に反する行いをした場合には逆に、ストレスを生じて苦痛を感じさせる。誰が見ていなくても、悪いことをするとうしろめたさを感じるものだが、それがこの苦痛だと考えてよいだろう。

これだけ書くと、人間の行動を「正しい」側に持っていこうと制御する素晴らしいシステムであると捉える人が多いかもしれない。が、実際の運用上はそうなっているとも限らないのがやっかいなところだ。この良心の領域は、自分が「正しさ」に反する行いをした場合だけでなく、自分ではない誰かが「正しさ」に反する行いをした場合にも苦痛を感じさせ、それを解消しようと時には攻撃的な行動を取らせたりもする。

つまり、正しさを逸脱した人物に対して制裁を加えたいという欲求が生じるのだ。「正義のためなら誰かを傷つけてもいい」という、よく考えれば矛盾した思考の源泉の一つがここにあるといってよいだろう。

巷間よく言及されている、その人物に制裁を加えても自分の利益にはならないのに、なぜ攻撃するのかという問題に、これは一つの示唆を与える知見ではないかと思う。利益にならないどころか、返り討ちに遭う可能性すらあるにもかかわらず、それでも、その人を罰せずにはいられないというのは、制裁が功を奏して、その人物が行動を改めれば、自らの苦痛は解消されて快楽物質ドーパミンが分泌されるからだと考えれば説明がつく。

正義の味方として、みんなのルールから逸脱した誰かを見つけ、そこに制裁を加えるだけで、お手軽に快楽物質が分泌されるのだとしたら、こんなに手軽なエンタメは他にはないというわけだ。人間が今の姿である限り、週刊誌的な記事はこれからも書かれ続け、読まれ続けるだろう。

いじめ、と一口にいうけれど、子どもたちの間で起ころうとも、現象としては同じことだ。このことは、心理学者たちの研究をていねいに繙《ひもと》けばわかることで、規範意識が高まっている状況下で、いじめはより激化するという研究さえある。要するに、規範に従わない者はどんな目に遭わせてもいい、という圧が、規範意識が高い場ではより起こりやすくなってしまうという理屈である。

「正義の味方」たちは、正義を執行する快楽に飢えていて、みんなの正義、みんなのルールが守られない事例をいつも探していて、冷静な言葉も論理的な思考もこの人たちを止めることは難しい。遮ろうとする者に対しては、いかにそれが理性的であったとしても、むしろそれだからこそ、正義の鉄拳を寄ってたかって揮《ふる》いたがるものであるから、慎重に扱う必要があるだろう。

正義を執行する快楽

現代社会における一定数の国々では一夫一婦制が原則とされ、そのルールを守ることが倫理的に正しいと見なされている。しかし、人間の脳は一夫一婦制に完全対応してはいない。多夫多妻、一夫多妻、一妻多夫などの形態をとり得るし、離別、死別すれば再び別のパートナーを持つことが可能である。

厳格な一夫一婦制をとる動物ではそれが行われないので、比較するとヒトはかなり幅広い形態の性的関係を形成することができる種であるといえるだろう。この一夫一婦ルールに則していない個体は珍しくなく、みんなの正義をつきつけて制裁を加えるのに格好のターゲットとなってしまう。次から次へと現れるその人らを暴いてくれるメディアがある限り、正義を執行する快楽に飢えずに済むのだ。

また「日本の女性は若く見える」というのは極めて頻回に指摘されるが、これは喜ぶべきこととは必ずしも言い切れず、憂慮すべき現象の裏返しではないかとさえ思うことがある。日本では女性が「若くて非力であること」≒「正しいあり方」とみなされる社会であることと無縁ではないように思われるからだ。

女性は男性のサポートをする立場にあるのが「正しい」あり方である、という明文化されにくい基準が未だにあって、老獪で力を持った女性は「逸脱している」と、無意識的に判別されがちだ。そのために、若くて（あるいは、幼くて）非力であることを過剰に装わなければ、大衆からの制裁を真正面から受けてしまうリスクが高い。

高学歴、高収入、高い社会的地位、という3つのハンディキャップを背負ってしまっている日本女性を、同様の条件を持った欧米人女性と比較してみて欲しい。日本女性は制裁を避けるために、自分の非力さや弱点をあえて開示してみたり、苦労しているのだという側面をアピールしてみたり、若く幼く見えるように工夫をしたりと、本来の実力をアピールする以上に社会的な自己ＰＲに対してかなりの労力を割いているはずである。

東大にいた頃に、尊敬している女性の准教授の話題を医学部の男性教員に対してしたことがあった。彼の反応は驚くべきものだった。

「それで、彼女は子どもを産んだことがあるの？」

この言葉に、すべてが集約されているような気がする。

キーワードは、正義だけとは限らない。

平和、人権、平等、などの概念についても同様だ。場合によっては、反原発、環境、なども同種のキーワードとして機能することがある。これらのキーワードに反応して、それなりに高学歴だったり知性があるとみなされていたりする人々の中に、正義に狂ってしまったような中毒的な人がしばしば見られることもある。

この系統の人を鋭敏に検出することにかけては、私は自信がないでもない。その意味では、私もまた極めて不寛容な人間であるともいえる。

集団を守るための不寛容

ところで、人間にはなぜ、簡単に正義に中毒してしまうような、こんなやっかいな機能が備わっているのだろうか？

人間が80億以上の個体集団として繁栄を謳歌するまでになった背景には、人間という種のもつユニークな特徴があるはずだと考えられる。その特徴の一つに、高度にレイヤー化された社会性を保持する脳機能、が挙げられるだろう。

いみじくも、私たちはそれを「人間性」と呼んでいる。

ご存知のとおり、私たちヒトは、猛獣と戦って勝てるような強靱な肉体を持っているわけでもなく、逃げ足も遅く、さらには次世代を担うべき新生児がいかにも頼りない。かなりの時間と労力をかけて育て上げなければ、自立して歩行することすらできない。こんな脆弱な種なのに、なぜ繁栄することができたのだろうか。

その秘密が「人間性」、つまり、高度な社会性を備えた脳だったのではないか、という考え方ができる。私たちが集団を形成して分業して協力し合い、その利得を分け合うことが可能だったからこそ繁栄を享受することができたのだとしたら、その社会性を保持し、集団をつくることそれ自体が、生き延びるための武器となる。

すると、集団を維持するために邪魔になる要素は、なるべく排除する必要がある。たとえば、みんなの協力を搾取し、それを裏切る利己的な行動を取り続ける人。こうした利己的な振る舞いを続ける個体が見つかった場合には、集団から消えてもらわなければならなかった。さもなければその集団は維持できず、丸ごと消滅し、皆が死に絶える可能性が高くなるからだ。

裏切り者を排除し、なるべく皆が生き延びられるようにするために脳に備え付けられた必要悪が「正義を執行する快楽」であると考えれば、自然に説明がつく。

利己的な行動は、極めて合理性の高いものだ。対照的に、集団を守るための正義はほとんどの場合、古臭い道徳とセットであり、非合理性の権化のようにも見える。うんざりするほど窮屈に感じられるものだ。

しかし、なぜか人類社会では、合理的な判断が、非合理的な「正義」「人間性」に勝つ事例はほとんどない。21世紀になった現代ですらそうだ。芸能人・有名人の不倫をどれほど叩いたところで、週刊誌と、バッシング対象と潜在的な競合関係にある者を除くほとんどの者には何の経済的利益もないのに、激しいバッシングは、大衆が飽きるまで止むことがない。

このような不寛容性の高まり、自粛を強要するムードが現代の病理のように言われるが、そうではないだろう。個人が自由気ままに振る舞うことや、自らを利する合理的な判断は、正義だとか人間性だとかの前にはなりを潜めてもらわなければならなかったという長い歴史的な流れがある。ヒトが、集団をつくるという武器を保持するために。生き延びて、繁栄するために。長い歳月をかけてヒトの脳に刻み込まれてきたその性質を、今でも私たちは受け継いでいる。

「美しい」＝「正しい」のトリック

「美しい」と「正しい」を私たちはよく混同してしまう。時には無条件に同一のものとして扱うことすらある。「愚かな人はそういうものだ」と高みの見物を決め込もうとしている人に注意を促すつもりで書くが、物理学の最先端を研究する物理学者ですら「この理論がなぜ正しいとわかるのか」と尋ねると、「美しいからだ」と答えることがあるのだ。

このやり取りの中で「美しい」＝「正しい」という無条件の変換が無批判に行われていることについて、みなさんはどう思うだろうか。物理学者という権威を前にしたとき、多くの人は疑問をさしはさむことをためらうのではないだろうか。しかしそれは、自分の頭では考えていない、ということであり、権威の前に思考停止しているのである。もちろん、私はそれを脳の高度に自動化された機構の表れとしての判断だと思うから、いちいちあげつらって非難するつもりは毛頭ないのではあるが。

さて、美人か否かの判定尺度も歴史的、文化的（時空間軸）な要素に大きく依存する、変化する価値の一つといえる。この変容の頻度と度合いは、「美しい景色」や「おいしさ」など比較的変容の度合いの少ない美の基準とは異なる機構による認知が働く。変わらないおいしさ、時を経ても変わらない美などのブランド価値は、前述のように腹内側前頭前皮質が判断している。

変わる美の基準の判定機構を探るため、研究者たちはある価値に着目した。20代前半の若者たちがカッコいい、イケてる、と思うものを調べようと試みたのだ。

20代前半の学生を被験者として実験は行われた。まず学生に、香水から家電に至るまで様々なジャンルから、カッコいいものとそうでないものを選ばせ、200個以上の画像を作成させた。次に、別の学生たちを被験者として、それらの画像を見ているときの脳の活動をスキャンし、その後、見てもらった画像についてカッコいいからカッコ悪いまで評点をつけさせた。

すると、カッコいい、と学生たちが判定した画像については、内側前頭前皮質が活性化していることがわかった。この部分は、空想、計画、内省的な思考をしているときに活性化する部分であり、「自意識」に深くかかわっているとされている。

カッコいいかどうかの判断と自意識が関連している、という発見は何を意味するのか。内側前頭前皮質が司っているのは以下のような機能である。自覚していなくても、自分の周囲で起こっていることを常にモニターして、自分と関係の深いことであれば、できるだけすばやくこれを検出して反応するための準備をさせる。自分との関連がある一定の値を超えると、そこへ自動的に関心が向くようにスタンバイ状態を保つ。

自意識と頻繁に変更が加えられる価値基準が関係しているというのは興味深い。内側前頭前皮質は、自分の社会的な位置づけを確認するために常に活動している領域だが、「カッコいい」の基準を司っているだけでなく、無自覚のうちに私たちの行動を抑制し、行き過ぎた利己的な振る舞いを回避させるという機能を持っている。前述したように、いわば「良心」の領域であり、その社会における倫理規範と照合して適切な行動を取らせ、反社会的な振る舞いをさせないようにする働きを持っている。

一方、このような規範に対する応答の鈍い一群が知られている。この群は内側前頭前皮質の活動が低く、「良心」が働きにくい。いわゆるサイコパスと呼ばれる一群の人々だが、変わる価値基準に対してそれを意に介さず堂々と振る舞うので、あたかもその人たちが基準であるかのような印象を人々に与え、一定数の人から「カッコいい」人物であると支持を得ることがある。こうした人物を支持するのは、自意識の領域にネガティブフィードバックのかかりやすい若年層に多く見られ、若い間はサイコパシーの高い人間を性的パートナーに好むけれど、年齢を経ると信頼のおける相手を選好するようになるという変化が起こるのはこのためだと考えられる。

日本を含む東アジア文化圏は、サイコパシーの高い人間の割合がどちらかといえば少ないとされる地域である。つまり、内側前頭前皮質の機能がより高い人の割合が高く、変化する美としての「カッコいい」や「倫理」の基準の更新頻度の高い風土であるといえよう。

まあ、だからこそ、空気に流され、権威に屈し、長いものには巻かれる文化が出来上がるわけでもあるのだけれど。

私たちの正義は別に不変のものでも普遍のものでもない。ただ、集団として生き延びるために備え付けられている戦略の一つに過ぎないのだから、わざわざそれを守ろうとして命を失うなどというのは愚かなことかもしれない。けれども、愚かだとは思いつつも、それを美しいという気持ちが私を含め多くの人に起こるのもまた確かなことだ。そしてこれも、もちろん科学的に証明ができることとして分析可能なのである。それでも、たとえ科学で証明ができたとしても、その理屈によって人間の行動が変容するかというと、その望みは薄い。人間はいつまでもブレて、迷い続けるだろう。

ネアンデルタール人と現生人類の違い

2015年、テルアビブ大学の自然人類学者の研究チームが、約5万5000年前、現生人類はネアンデルタール人と共存していたという説を発表した。

しかし、やがてネアンデルタール人のほうは滅亡していく。現生人類にそのDNAが一部受け継がれているとはいえ、現生人類とは異なる特徴を持つネアンデルタール人として現代にまで生き残っている個体はいない。現生人類とネアンデルタール人には、いったいどんな違いがあったのか。

興味深い研究がある。2019年に発表された東京大学や名古屋大学博物館などの共同研究によれば、4万〜4万5000年前の西アジアにおいて、現生人類はある特徴的な行動をしていたというのだ。彼らが生活していた、現在のヨルダン南部にあたる内陸乾燥域の居住地で、そこから55キロメートル離れた紅海の貝殻が出土したのである。これらは食用にはならない貝の貝殻で、つまり、この貝は、現生人類の祖先たちによって象徴品として用いられていたということになる。研究では、現生人類の遺跡からはその貝殻が見つかったが、近傍にあったネアンデルタール人の遺構からは見つからなかったという。そして、ネアンデルタール人のほうは比較的早い時期に集落が消滅したということがわかっている。

この貝殻が、現代でいう貨幣のように使われていたものだったのか、それとも装飾品であったのかは未だわからない。しかし、食べられる、という価値以外の価値——美しい、だとか、目の前の見える価値を貝殻に変換することで賄われる将来的な需要、だとか——を現生人類が処理できたというのが面白い。現生人類の特徴として、海岸からかなり離れた場所で貝殻が見つかることはこれまでにも知られてきてはいるが、こうした貝殻がどうやら象徴としての役割を果たしていた形跡があった、という点が新しい。

ものと交換するための貨幣として使われていたと考えるなら、時間的に遠い未来のことを考慮する力が備わっているのかいないのかを分ける指標であるとすることができるだろうし、オーナメント（飾り、装飾）的なものとして使われていたとすれば、それ単体では食べていくことの難しい価値——「美しい」という価値を認識していたか否かというのがネアンデルタール人と現生人類の違い、ということになるだろう。

そして、もしそうした価値を認識できるかどうかという違いが、種の滅亡に大きく関わっているとしたら、これは面白い。

「美しい」という感覚が集団内にあらかじめ共有されていると、この価値を身に纏《まと》う者は「おおいなる存在（たとえば神や太陽や宇宙）」を象徴するパワーを持つということを共同体のメンバーに感じさせることができるわけだ。目に見えない価値を象徴するトークンを持つことが、権力構造の維持にも直接関わってくる問題となる。

こうしたことが可能になれば、それこそ、神の名を用いて集団の意思を統一することもできるようになるだろうし、マンパワーを自在に使って戦争をさせることもできる。もちろん、大規模な農耕をさせることもできる。象徴的価値の運用能力の有無が、厳しい気候や、大きな環境の変化に対応できる力を、片方には与え、もう一方には与えなかったその分水嶺となったのではないだろうか。

「倫理的に正しい」への警戒

特定の思想信条を、自分が人間であることより優先させるタイプの人が苦手だ。生理的に受け付けないといってもいいくらいには反りが合わない。

左巻きだとか右巻きだとか、誰を応援しているとか、思想や宗教の種類だとかはまったく関係ない。ただ何らかの思想信条のために人間であることをあっさりと捨ててしまう人を見かけると、私は、その人のことを「この人はもしかしたら、思考の枠組みを飛び越えて柔軟にあろうとする能力が欠落しているのではないか」と反射的に思ってしまう。

「正義のためなら誰かを傷つけてもいい」だとか「平和のためなら暴力を行使してもいい」という根本的に矛盾を孕んだ思考の構造が典型的で、正義とか平和という免罪符があれば何をしてもいい、という人が意外なほど多いことに辟易してしまう。どこかもの悲しくて滑稽で、「健康のためなら死んでもいい」というよく考えればバカげた物の捉え方とよく似ている。

しかし、この思考が個人ではなく集団という単位で展開された場合は厄介だ。集団になってしまえばさらに、ハマっている最中の人は、その矛盾に気づきにくいからだ。

あまり人のことを愚かだなどとレッテル貼りするのはよろしくないと自分に言い聞かせながらも、彼らとの距離ができるだけ遠くなるようについ振る舞ってしまう。あの人は○○に命をかけている立派な人なのだと言われ、誰かがどんなに賛辞を送り、世の中からの評価がどんなに高くても、どれほどかっこよく見えたとしても、怖ろしい。おぞ気が先に立ってしまい、受け容れようとしてもいつのまにか避けてしまう。

ニューヨーク市立大学バルーク校の研究グループが面白い実験を行っている。

実験の場としては、マクドナルドの模擬店舗が使われた。研究グループは2種類のメニューリストを用意した。一方にはサラダなど、健康を連想させるメニューが載っている。もう一方には載っていない。客として現れた被験者には、その2種類のメニューリストのうちのいずれかが渡される。

その結果、サラダが掲載されたメニューリストを受け取った客は、掲載されていないメニューリストを受け取った客よりも、明らかに、最も太りそうなメニュー——ビッグマックを選ぶ人が増加し、その割合は約10%だったものが約50%にもなったという。

つまり、一緒にサラダを買ったり食べたりするわけでもないのに、ヘルシーさを演出する食べ物の名称がリストに載っていただけで、無意識に最もカロリーの高いメニューを購入してしまった、という人が相当数いたことになる。

これがどういうことか、わかるだろうか。

「健康」という、「倫理的に正しい」何かを想像すると、それがなぜか免罪符のような効果を発揮して、人間はより「倫理的に正しくない」行動を取ってしまいやすくなるということ。そして、倫理的に正しい何かというのは、健康だけとは限らないということ。「正義」や「平和」などの概念も同様に、倫理的に正しいと脳が判断する可能性が高く、同じ効果を持ってしまう可能性がある。

要するに、正義！　平和！　人道！　などと連呼する人ほど、怖ろしいともいえる。善意の発露として、残虐な行為を行いかねない。そういう「倫理的に正しい」人は、たくさんの免罪符が貼られた脳を持っているわけで、非人道的な行為を犯すことに微塵もためらいがないのではないかと、私などは真っ先に警戒してしまう。もし戦争が起きたら、善意の身内から殺されてしまう人も少なからず出ることだろう。

糾弾は自省よりたやすい

特定の思想信条を、自分が人間であることよりも優先する人、と書いたが、人間であること、という言い回しはやや抽象的でわかりにくいかもしれない。この表現は、自分に備え付けられた、人間だけが持つことのできる機能——共感性や良心という意味だ。

これを大切にできる人なのか、ないがしろにする人なのか。大切にできない人には、あまり近寄りたくない。

ただ、この共感性や良心などの前頭前皮質の一部が担当している機能は、意外に単純な理由で弱まってしまう。前頭前皮質の機能は、脳のほかの部分が担う機能と比べて、なぜか麻痺しやすく、状況が整えば、誰でもそうなってしまうおそれがある。たとえば、不安や危機感が強くて焦っているとき、睡眠不足のとき、強烈な欲望に駆られているとき、誰か権威ある人にそれを行うよう命令されているとき、周囲の人誰もがそれを行っているとき、「正義」を行っているとき、など。具体的に挙げればきりがない。私自身も、身に覚えがないではない。誰しも、何かしらそういった経験があるのではないだろうか。

他人を糾弾することは、自省よりもずっとたやすい。そして、それ自体が「正義」を執行する行為に相当するから、快楽に酔って、人間であることを捨ててしまうという陥穽に落ちていく後ろ暗い悦びを、多くの人は無自覚にでも味わったことがあるだろうと思う。

たとえば護憲、という言葉は美しく、誰もが正しいと一見感じてしまいそうな響きを持っている。だが、だからこそこれが一種の思考停止装置として機能して、適切な議論が行われなくなってしまうという事態が生じかねない。そのことを私は怖れる。正義による思考停止状態下ではどんなに残酷なことも、危険なことも、たやすく行われてしまうようになる。

「たとえ最後の一人になったとしても、××のために死ぬまで戦う」等という言い回しも、実に美しい。詩的で、感情が揺さぶられるような感じさえする。だからこそ、私はこういう言葉に嫌悪感を覚える。こういう言葉で人を扇動しようとする人たちを受け入れることが難しい。美しすぎる何かに対しては、ほぼ自動的に疑念が生じる。

たとえ多くの人の目には醜悪に見えたとしても、どんなことがあってもしぶとく生き延びる、という価値観がもっと評価されてもいいのではないか。

「不謹慎」を叩く快感

誰かを裁く、という行動がある。相変わらず、不倫が報じられた芸能人へのネガティブな反応もすさまじい。この人たちの脳では、何が起きているのだろうか。

そもそも、制裁――サンクションを加えたくなる衝動、というのを、感じたことのない人はめったにいないだろう。自分にはそんな感情がない、と言い張る人もいる。けれども、まあ単に自分がそれを感じたことを忘れてしまっているか、自分をよく観察できないタイプなのか、そんな感情を持ったことがあると他人には知られたくないから隠している／黙っているかの、いずれかだろう。

まず、ルールを破った誰かに対して制裁を加えることで、得をする人は一体誰なのかを考えてみよう。有り体に言って、制裁を加える本人ではない。むしろ、制裁を加える本人は、その制裁に対する仕返し（リベンジ）と周囲からの悪評のリスクを負わなければならないため（仮に匿名であっても特定される可能性は常に付きまとう）、客観的に見れば、制裁というのは、さほど割に合う行動ではなく、合理的な選択とは言えない。また、制裁に掛かる労力、そして時間的コストを支払う必要があるという問題もある。

個人という単位で見たときに最も利得が高くなるのは「何も見なかったことにする」というチョイスである。アクションを起こすこと自体が、制裁そのもの、リベンジ行動への対応、悪評への応答を考慮した場合、時間と労力の損失になるからだ。

では、制裁を加える本人にもたらされる利得は何か。リベンジのリスクがあるにもかかわらず、それを行うのは何らかのインセンティブがあるから、と考えざるを得ない。

しかし、想定できる利得というのは、実は制裁を加える本人の脳内に分泌される報酬（ドーパミン）だけだろう。何の関係もない人をバッシングして何の得があるのか、とよく言われるが、脳内の報酬という得があるのだ。むしろその報酬しかないというべきか。

それではなぜ脳は「不謹慎」を叩くことで快感が得られる設計になっているのか？個人という単位では、まったく利得がないばかりか、損失が大きくなるかもしれない行動なのに、わざわざどうして、ドーパミンを分泌させてまでやらせるのか。生物としてはどんな目的を達成するために、そんなことをさせる必要があったのか。自ら（ドーパミンで誘導してまで）損失を被りたがる個体を出現させることで、利益を得る人たちは誰なのか。

それは、制裁を加える本人を除いたすべての集団構成員となる。

つまりこういうことだ。「不謹慎」とは協力構造を「汚染」するもの。ルールを逸脱している「汚染」を排除しなければ、集団全体に感染してしまう恐れがある。ルールの無効化をもたらし、ひいては集団そのものを崩壊させてしまうかもしれない。

だから、崩壊の引き金になりかねない「不謹慎」＝「汚染」を排しておかねばならない。もちろん、それは一人でやっても意味はなく、集団内の個体が協力して汚染に対処する必要がでてくる。これは、すべての集団で起こり得る現象だ。そしてこの現象は、危機的な時に強まると考えられる。

さて、危機が起こると、人々にはどんな影響があるのか。危機的な状態が迫ってくれば、人々は互いに互いを守ろうとして、より親密な交流が活発になり、強い絆を構築するためのホルモン、オキシトシンの分泌が盛んになる。つまり、集団を守る働きが高まっていき、これが「汚染」狩りにつながっていく。

しかし、実際にその行為によって苦しんだ人たちが、本当にそんな制裁を望んでいるかといえば、恐らくそうではないだろう。

声を上げるのは、意外にも当事者でない場合が多いようだ。例えば現実に自分が不倫されたわけでもない、あるいは、自分が事件に巻きこまれたわけでもなく、被害者と面識もないような人が、あいつは許せない！　不謹慎だ！　と言って怒る。ただ想像して、その行為を不謹慎だと判断したということになる。勝手な想像とは恐ろしいものだ。むしろ他人のことになど首を突っ込まず、自分のためにだけ生きていてほしいと思うが、この一文すらも介入的であるかもしれない。

民の裁きと訣別するために

「不謹慎」＝「汚染」の検出は、人々にそれを判定する規範がなくては不可能である。ただ、規範は使われ方次第で、どんな人間でも断罪し得る、恐ろしいものともなる。

前述したように、規範意識が高いところほど、いじめが起きやすいことがわかっているわけだが、これは規範意識から外れた人のことはいじめてもいい、という構造ができてしまうからだ。あなたが先にルールを破ったのだから、あなたのことは排除しても構わないはずだ、と。

男女間にも同様のことが言えて、決めごとの多い夫婦ほど離婚しやすい傾向にあるのだという。それは、二人で決めた「規範」からひとたび相手が逸脱すると、その行動を取った相手を許せなくなるからだ。

密告制を伴う恐怖政治は互いに断罪し合う仕組みによって、人々をそれぞれの規範意識で攻撃させ合い、分断し、コントロールする。誰もが誰をも許さない社会が構築されたら、どこで息をすれば良いのだろう。

ネットなどで第三者がさしたる根拠もなく他人を断罪してしまえるのは、正義の執行自体が快感であることに加え、他人を「あいつはダメだ」と下げることによって、相対的に自分の置かれている階層が高く見えるからでもある。さらに、いち早く糾弾する側に回ることで、他者から叩かれる可能性が低くなる、という防衛的な意味合いもある。

アルトーの『神の裁きと訣別するため』では神が虱《しらみ》や黴菌《ばいきん》に例えられた。それは、神が不可視の体制であり、人間の身体がその定律に則って整序させられてしまうからだ。神への単純な冒瀆のためにこうした喩えをもちいたのではなくて、不可視だが現実に存在し、我々に厳然たる影響を――それも多くの場合は好ましからざる影響を――与えているということをこうして表現しているのだ。神の裁きのもとでは、我々は自分たちを糞便的に、あるいは悪魔的にしか愛することができない。

不可視である神の存在が占めている変数の位置に、民という怪物を代入してみよう。ほとんど同様の方程式が成立するだろう。場面によっては、神と民とはほぼ同じものとして扱ってよい。彼らの裁きのもとでは、我々は自分たちを糞便的に、あるいは悪魔的にしか愛することができない。

誰かを叩く行為というのは、規範意識に則って汚染を排除するという重要な社会的機能の一つだ。そして本質的にはその集団を守ろうとする行動である。総員の善意と美意識が集積した末の帰結ともいえる。だがそれが過熱したときが恐ろしい。美意識の暴走によって心を蝕まれた人々が互いに攻撃し合うさまは、新しいウイルスのパンデミックよりもずっと黙示録的に見える。

誰しもが陥る正義中毒

私はそもそも人間に一夫一婦制は向いていないという考え方なので、著名人の不倫報道に驚きもしないし、むしろ自分の意思をはっきりと世間に示すことができるのは心の健康の問題としては望ましいのではないかとすら思うのだが、世の中の大多数の人はそうではないようだ。

こういったニュースが流れる中でよく聞かれるのが「許せない」という言葉である。

会ったことも話したこともなく、利害関係にある相手でもないのに、よくそんなことが言えるな、と思うが、これが非合理的な人間の本質であると考えるとにわかに面白味を帯びてくる。

「家族を裏切るなんて」「清純派だと思っていたのに」「子どもがかわいそうだ」など、対象者への怒りや憎しみの感情がニュースを目にする多くの人の心を騒がせ、数えきれないほどの「許せない」を生み出していく。

もし自分や自分の近しい人が何らかの被害を受けたのであれば、憤りや怒りが湧くのは当然だろう。しかし、自分や自分の身近な人が直接不利益を受けたわけではなく、当事者と関係があるわけでもないのに、強い怒りや憎しみの感情が湧き、知りもしない相手に非常に攻撃的な言葉を浴びせ、完膚なきまでに叩きのめさずにはいられなくなってしまうというのは、「許せない」が暴走している状態といっても過言ではない。

我々は誰しも、つい今しがたまで仲間であった誰かに対し、きっかけさえあれば皆で寄ってたかって私刑を加えずにはいられなくなるという、このような状態にいとも簡単に陥ってしまう性質を持っている、世にも恐ろしい生物種なのである。

もちろん、不倫は倫《みち》にあらずという意味の言葉であるから、文字通り「してはいけないこと」とされているわけだが、丹念に追ってみるとその基準も条件によってかなり多様なのである。性別や、その対象がみっともない姿をさらして平謝りに謝ったかどうか、「生意気」な言動をしていないか、我々大衆を舐めていないか……これらをクリアしてようやく、「禊《みそぎ》」が済む。

人の脳は、裏切り者や社会のルールから外れた人といった、わかりやすい攻撃対象を見つけ、罰することに快感を覚えるようにできている。他者に「正義の制裁」を加えると、脳の快楽中枢が刺激され、快楽物質であるドーパミンが放出される。この快楽にハマってしまうと簡単には抜け出せなくなってしまい、罰する対象を常に探し求め、決して人を許せないようになっていくのだ。

こうした状態を、私は正義に溺れてしまった中毒状態、いわば「正義中毒」と呼んでいる。この認知構造は、依存症とほとんど同じだからである。ずっと言い続けているのだが、あまり自覚的になってもらえる人は少ないようで、残念だ。正義中毒の犠牲に、あなたも、なってしまうかもしれないのに。

メタ認知が中毒状態を乗り越える

他人の過ちを糾弾し、自らの正当性が認められることによってひとときの快楽を得られたとしても、日々他人の言動にイライラし、許せないという強い怒りを感じながら生きる生活を、私は幸せだとはとても思えない。

この、誰しもが陥ってしまう「人を許せない」状態から、人間が解放されるための手立てはあるのだろうか。穏やかな気持ちで、寛容に生きるためには、いったい物事をどう捉え、ルールを犯した人に対してどう接すればよいのだろうか。また、糾弾される側に回ってしまった人が、人々をなだめるためには何ができるのだろうか。

まずは自分が正義中毒状態になってしまっていないかどうかを、真摯に見つめなおしてほしいと思う。自分はそんなことはしない、とどれほど思っていても、むしろ自分はそうしないと信じているからこそ、他者を貶《おとし》めたり攻撃したりすることに対する認識が薄くなってしまうものだ。よくよく心のうちを観察してみれば、かなりの確率でルールを逸脱した誰かに対して怒りを感じている自身を発見するのではないか。自分の状態を自分自身で把握できるようになることはとても重要だ。

自分が誰かを許せなくなったとき、この人は謝罪すべきではないかという感情が湧いてしまうとき、自分はどういうところでスイッチが入るのか、そのポイントを知って押さえておくのは様々な場面で役に立つだろう。これを自身で認識できるようになれば、自分を客観視して「正義中毒」を抑制することができるようになるはずだ。願わくば、一人一人が、こうした認知的な抑制システムを備えておけるようになるとよいのだけれど……。

許せない、の相手は何も個人だけとは限らない。「こんな広告」「バカなテレビ番組」

「ひどいゲーム」「最近の若い連中」等々、ものや制作物などについてその感情が向けられることもある。こういった感情が湧いてしまったときは、その感情をエスカレートさせるような相手との付き合いを避け、エコーチェンバーのように自分の感情が増幅していく（主としてSNS上の）環境から身を遠ざけ、意見が固まって誰かを責める快感に思考を奪われそうになってしまう前にひと呼吸置いて、「自分は今、中毒症状が出ているかもしれないな」と判断するようにしてほしい。

正義中毒を乗り越えるカギは、先にも出てきたメタ認知である。メタ認知とは、前頭前野の重要な機能である、自分自身を客観的に見て、その行動や思考を改めて問い直す能力の事である。さらに、内的に設定されている倫理基準と、外的な情報として得られる倫理基準とに自分の行動と思考を照らし合わせ、「私は今こういう状態だが、本当にこれでいいのか？」と問い直すということをする。こういうことができるのは、前頭前野が働いているからであり、メタ認知が機能しているからなのだ。

残念ながら、前頭前野は成人になってからもまだ成熟に時間がかかる部分であり、しかも加齢に伴って萎縮しやすい部分でもある。脳もあくまで体の一部なので、その部位をよく使っている人とそうでない人とでは機能に違いが出てきてしまう。つまり、簡単に誰かをつるし上げるような風潮に自分の思考を乗っ取られやすい人は、前頭前野が衰え始めているということなのかもしれない。

逆に、前頭前野の機能が十全に働いているならば、普段から「自分はこう思う」「こうに決まっている」といった固定化された通念や常識・偏見にとらわれることなく、常に事実やデータを基に合理的思考や客観的思考を巡らせることのできる知的な人だと言うこともできるだろう。前頭前野は知能の座でもあり、他人をやすやすと責めるかどうかを見ることでその人の知的水準があらわになってしまうともいえる。

メタ認知ができていない人は、他者に共感したり、他者の立場で事情を斟酌《しんしゃく》したりすることが困難である。同時に、自分自身が現在どのような状況にいるのかということも、うまく把握できない傾向にある。「今、自分は正義中毒になっているかもしれない」と少しでも感じた時には、まずメタ認知を意識することから始めてみてほしいと思う。

「どうでもいい」という絶妙な距離感

正義中毒によって攻撃を加える行動を取ろうとする際の仮想的な対象は他人である。

誰かに対して自分の正義を主張したり、他人に自分の正義を強要したりすることは、結局のところ誰かを縛る行為に他ならない。

　そもそも他者、そして自分自身にも一貫性を求めること自体、不可能なことだ。人間である以上、言動に矛盾があるのは当たり前、過去の発言や振る舞いを覆してしまうことはむしろ自然なことと言える。今は絶対的な真実と信じていることであっても、いつかそれが間違いであったと考え直す日が来るかもしれない。

　また、「信じていたこと」「信じていた人」に裏切られたと感じることこそ、摩擦やいざこざの原因にもなったりする。そして、裏切った相手に対して、そのルサンチマンをぶつけるかのように攻撃をし始めるのである。この負のスパイラルを回避する一番良い方法は、他人に「一貫性」を求めるのをやめることではないだろうか。

　自分が気になったとしてもそれは所詮、他人の行動である。「よそ様の人生」にあえて踏み込むメリットはどこにもないのではないか。自分に直接的な被害が及ばない限り、たとえ何をしようとも、他人が指図したり、糾弾したりできるような権利は本来は誰にもないはずであろう。

　百歩譲って、バッシングが起きたその出来事から、社会をより良くするための一般的問題を抽出し、それに対して建設的な議論ができるというのであればやればよいとも思うが、どうも見ていると、たいていの場合は、そうではないようだ。個人攻撃をして、ほんのひとときの痛快な気持ちになったところで、何かが変わるわけでもない。およそどうでもいいことでしかない、と合理的に割り切ることも重要だろう。

この「どうでもいい」という感覚は、投げやりなように見えるかもしれない。けれど、他人に一貫性を求めず、社会を健全に保つためには、良い距離感を示唆する絶妙な指標となるのではないか。

第四章　健康という病

性格傾向の3類型

神経質でいろいろなことを気にしやすい性格と胃が悪いということが、関連付けて語られることがある。確かに、心配事があるとき、不安や緊張が高いとき、胃が痛み始めるような気がするし、その現象は生理的にも説明がつく。とはいえ、神経質でいろいろなことを気にしやすい性格を努力で変えろというのも困難だ。

病気が人となりを表すという側面もある。胃が痛い、というとどうも細かいことに気を遣いがちな几帳面な人の様子が思い浮かぶし、夏目漱石のイメージもあってなんだか賢そうな人のような感じがする。逆に「彼は頭が悪い」という言い方をするとき、あまり胃の悪そうな人は想像されないのではないだろうか。他には、肝臓が悪い、というとなんとなく豪快な酒飲みを想像してしまったりする。

こういうタイプ分けはどことなく俗っぽい感じがして、ポピュラー心理学のような趣もないではない。しかし一応は臨床医学で、性格傾向についてタイプA、タイプB、タイプCとして類型化されていて、疾患との関連が示されている。タイプAとBについては1950年代にローゼンマンとフリードマンという二人の循環器病学者が指摘した。

このうちタイプAは直感的にわかりやすい。この人々は心筋梗塞や突然死のリスクが有意に高いのだが、どんな性格をもつ人か、想像がつくだろうか?

心臓は、感情の変化などによって急激に血圧を上げたり、心拍を上げたりするという働きを担っている。つまり、感情の変化が頻繁に起こると、心臓疾患のリスクも上がってしまうのだ。ということは、心臓疾患のリスクの高い人たちは、頻繁に怒ったり、焦ったり、不安が強くて驚いたりするなど、感情が急激に変わりやすい、ということがその特徴として想定できる。実際、タイプAの人はそのような人たちだ。せっかちで、攻撃的で、熱しやすく、脳から来る命令に速やかに対応しようとして頑張り過ぎて、彼らの心臓はほかの人たちよりずっと大きな負担を背負ってしまう。

タイプBは、タイプAとは反対の性格傾向を持つ人たちである。マイペースで、いつもリラックスしていて、攻撃性はあまり持たない。タイプBの人はタイプAの人に比べて心臓疾患になるリスクが半分程度だ。それはそうだろう。いつも落ち着いてリラックスして過ごしていられるのだから。心臓にかかる負担も軽くて済むに違いないわけだ。

もうすこしタイプAについて掘り下げてみよう。この人たちは、競争的、野心的、精力的、何事に対しても挑戦的で出世欲が強い。常に時間に追われ、攻撃的で敵意を抱きやすい。行動面では機敏、せっかち、多くの仕事に巻き込まれており、身体面では高血圧、高脂血症が特徴である。自らストレスの多い生活を選び、ストレスに対しての自覚があまりないままに過ごす傾向がある。そうして、血圧が上がったり、脈拍が増えたりなど、ストレス応答が頻回になり、循環器系に負担がかかって、心臓疾患の発症につながっていくと考えられている。

ひと昔前の日本に多かったタイプかもしれない。高度経済成長のような時代にあっては、こうした、「何も考えずに猛烈に働く」「何をするのもとにかく速い」という性質が（とくに経営者層から）高く評価された。それこそ、馬車馬のように、という表現がぴったりな働き方をして、脇目も振らず生き急ぐ。

タイプAの行動パターンはかつて、社会で成功するための一つの条件と思われていた。これは日本だけではなくて、アメリカでもそうだったようだ。現在、「karoshi（過労死)」が日本語由来の英語として通用してしまっているほど、日本的な生き方だと思われてはいたようだけれど。

がむしゃらに一つの目標に向かって走り続けるようなタイプAの生き方は、成功への近道のように見えていたけれど、フリードマンによれば、実際のところは、タイプAよりもBの方が成功しやすいのだそうだ。

理由は、タイプAの人はストレスによって健康に問題を生じる可能性が高いため、志半ばで戦線から脱落してしまうケースが多いからだという。さらに、単独プレイならまだしも、チームを形成して成果を残すとなると、困難がつきまとう。誰もがタイプAのようには働けず、不満が募り、結果的にチームが空中分解するきっかけを彼自身が作ってしまうからだ。つまり、いくら頑張って多くの仕事をこなしても、すべてが無駄になってしまう。

私は、「今日より明日が暗い時代」を戦後初めて生きることになった最初の世代である。どんなに頑張っても、無理なことは無理、無駄なことは無駄だ、と、時代に無理やり学習させられた。否応なく理解させられないわけにはいかなかった。年齢でいえばいわゆるロストジェネレーションだとか言われる、団塊ジュニアにあたる。

フリードマンが指摘するまでもなく、こうしたタイプAの働き方を、自己満足的で本質的な解決に至ることのない生き方だと、私は感じてしまう。言葉を選ばずに言えば、滑稽で恥ずかしく、どこか哀しい。

「いい子であれ」という無言のメッセージ

それでは3つのタイプの最後、タイプCはどんな人たちだろうか。

経緯を辿ると、その「発見」はタイプA、Bよりも遅い。タイプA、Bがあるようだということが指摘されたのちに、別の疾患にも性格傾向との関連があるのではないかと考えた研究者がいたのだ。アメリカの心理学者リディア・テモショックと、サイエンスライターのヘンリー・ドレイアである。そして彼らは、「がんになりやすい」性格傾向を発見した。名付けてタイプC。Cancer のCと覚えれば、シンプルでわかりやすいかもしれない。

テモショックたちは悪性黒色腫の患者を150人以上面接して、その7割以上に次のような性格傾向があることを見出す。

・怒り、不安、恐れ、悲しみなどのネガティブ感情を表に出さない。または自分のネガティブ感情に気づいていない。
・忍耐強く、控えめで、協力的。何かあると一歩引いて他の人に譲ってしまう。権威に対して従順。
・他人の要求を満たそうと過剰に気を遣う。自分の要求は十分に満たそうとしないか、自分が何を欲しているのかに気づかない。極端に自己犠牲的。

タイプCは、日本では良く見かけるタイプではないか。いわゆる「いい子」といわれる人々。「いい子」という単語が端的に示しているとおり、これらは日本で美徳とされる性質であって、学校ではこうしたタイプが理想とされて教育が行われている。自制的で、感情をあらわさず、いつも穏やかで忍耐強くて控えめで、一歩引いて従順で過剰に気を遣い、自己犠牲的。

要するに、日本で行われている教育は、がんになりやすい性格の人々を量産する教育なのだ。医師や厚生労働省にとっては、飯の種がいつまでたっても減らないという意味では美味しい話かもしれないが。

メディアの責任も大きい。考えすぎて、感情を溜め込んで、その挙句、自らが病んでしまうような自己犠牲的な人のことを、過剰に美化して物語をつくってしまう。大衆もそれを求め続けるので、そうした作品や番組の人気が衰えることはない。

自己犠牲的な人のことを見たときに何ともいえない不快な気持ちになってしまうのは、私自身の中にも同じ傾向が、どこかしら存在するということなのかもしれない。あるいはもしかしたら、いい子であれ、という無言のメッセージを受け続けた過去の環境のことを思い出してしまうのかもしれない。

タイプCの特徴は、自分のネガティブ感情に気づかない、という点にある。自分の痛みに、昔は気づくことができなかったけれども、大人になった今は気づくことができる。あのときは悲しかった、自分の感情を殺さなければならなくてつらかった、怒りをあらわにしてはいけなくてやるせなかった、何も知らず、何もできなかった。

自己犠牲的であることを課され、まじめに機械のようにそのとおり過ごさなければならなかった自分を、本当にかわいそうだったね、と今、あのときの分まで泣くことができるのは、とても幸せなことなのかもしれない。

どんな人間の身体の中にも1日数十から数千は、がん細胞が生まれているという。そのすべてが悪性腫瘍に成長してしまうわけではない。免疫系を構成するＮＫ細胞などが、異常な細胞を攻撃する機能を持っているからだ。よく、笑いがＮＫ細胞を活性化するという話が健康セミナーなどでは聞かれると思うが、実は、頭を真っ白にして泣く、ということも同等の効果を持っていることがわかっている。

時々は昔のことを思い出して、殺してしまってきた自分の感情を甦らせて、一人で頭を真っ白にして泣いてみるのもいいかもしれない。

片頭痛持ちは賢い？

自分は片頭痛持ちである。小学校高学年の頃にはもうはっきりと発作とわかる症状があったから、かなり年季が入っている。

片頭痛を経験したことがない人にその痛みを伝えるのは至難だろう。人の足音が響いただけでも、光がちょっと目に入っただけでも、ズキズキと脈打つように痛みが増す。痛みの拍動が何かあるごとに強まり、市販の解熱鎮痛剤をいくら飲んでも効かない。昔はよく効く薬が無かったので、発作が続いている間中ずっと、眠ることもできず、さりとて何か作業をすることもできず、クリアで解像度の高い痛みが延々と自分を苛んで止むことがない。何もできない。音楽を聴いても痛い、テレビを見ても痛い、本を読んでも痛い。ましてや誰かと話して気を紛らわすなんて到底無理な話である。

子どもの頃に、何かお願い事をしなさい、という場面を誰でも何度か経験すると思うが、私は「頭痛から解放されますように」とお願いしたことがある。それを鮮明に覚えているほどには、苦しい経験であったということだ。

今では良い薬に出会って、しばらくこの呪いからは解放されている。が、発作が来そうだというタイミングで薬を手元に持っていないと、パニックを起こしそうになる。片頭痛の痛みはそれほどに苦しいものだ。

それにもかかわらず、片頭痛を「うらやましい」と言う人が、たまに現れる。私は、大学院生の時にそういうことを言われた。

なんとその人は神経内科の医師だったのだ。神経内科というのは、心療内科と時々間違われたりすることもあるくらいで、多くの人には耳慣れない名前の科かもしれないが、病院の数ある科の中でも、まさに片頭痛の人に対して診断を下して処方箋を書く医師たちがいる場所なのだ。まあ、同じ研究室にいたというだけで、医師と患者という関係で接していたわけではないから、彼も深く考えずに言ったのだろう、ということは理解できるけれど。

彼はこんな風に言ったと記憶している。

「片頭痛持ちの女ってなんか頭よさそうでいいよね」

いや、どちらかといえば、なんか頭は「おかしい」はずなんですけど……。

それを、私が頭痛に襲われているタイミングで言って来たりする。医師のくせに病気がうらやましいとはどういうことだよ、と心の中で毒づいたこともある。

しかし意外かもしれないが、医師というのは、人を健康にするのが仕事ではないという側面があるのだ。彼らの仕事は、人の病を扱うことである。病院にもよるだろうが、ある程度の水準以上の大学病院に勤めている医師ならなおさら、病のメカニズムの研究にその力の大半を注ぐことを求められているといって良いのではないか。その次に、患者の当座の痛みをなんとかするというミッションが来る。その痛みや苦しみを取り除く、という作業だ。健康にする、というのは、遠い目標としては掲げられているが、まずは目の前の病と苦しみを扱うことに追われてしまい、健康というのはどこかにあるといわれている理想郷のように考えられているふしがある。病は飯の種と思えるくらいの人のほうが、医師としての適性があるといってもいいのかもしれない。

こんなことを書いたら臨床に携わる医師の皆さんからお叱りを受けそうな気もする。けれど、そういう人がやはり出世していく、あるいは、成功を収めていくという傾向があることは否めないのではないか。

「片頭痛持ちの人は賢そうに見える」という現象は、片頭痛持ちである当の本人にはまったく理解できない。しかし、そういう話を方々で聞くので、一般的にはそういう見方が定着しているのだろう。

今のところ、片頭痛持ちのＩＱは高い、というデータを見たことはない。けれども百歩譲って、耐え難い苦痛をどうにかやり過ごさなければならない、つらい子ども時代を過ごしたことで、生まれながらにして理不尽な人生を送らされる意味をごく若い頃から考えさせられ続け、それが知能の発達そのものに好影響を与えた可能性を検討することはできるかもしれない。

不健康自慢がウザいわけ

またやや趣は異なるものの、精神疾患や心の病もどことなく、それに罹患したことのない人の憧れをそそる側面を持っている。小説や漫画を含む創作物がこれを対象として扱うことや、数多くのアーティストが苦しめられてきた／いるのを告白していることからも、間接的に示唆される。

たとえば、バレエダンサーのニジンスキーは統合失調症を発症している。また、草間彌生も同様に統合失調症に苦しめられながら、創作活動を行ってきたアーティストである。そのほかにも例は枚挙に暇がない。

病を持った人のきらめき、と書いてはある種の人々の反感を買うかもしれないが、こうした足枷《あしかせ》を持つ人でなくては見えないものや、表現できないものがやはりあるはずで、常人には手の届かないその世界に対する憧憬のような感情が、彼らに対する畏敬や羨望の念として生じてくるのだろうと思う。

時には、その世界への憧れがあまりにも強すぎるために、病を半ば演じるような人も出てくる。心を病んでいる風を装うことで、常人と自分とは違うのだとアピールし、そのことによって承認欲求を満たすというような類の人々だ。演技性人格障害、自己愛性人格障害、境界性人格障害などでこうした傾向が見られるといってもいいかもしれない。統合失調症のような疾患とは異なるが、彼らもまた、誰かに認めてもらわなくてはというう耐え難いほどの欲求を抑えられず、苦しみ続けているという点では、健康とは遠いところにいるのだろう。

また、心の病とはいえないまでも、病自慢、のようなことをする人たちを時々見かける。中高生ばかりではなく、中高年にもそんな人がいる。特に男性で顕著だという印象があるが、自分の飲んでいる薬の多さ自慢、寝ていない自慢、帰っていない自慢、健康診断の数字が悪い自慢、などだ。不健康自慢は結局、致命的な苦しみがあるわけではないから可能なのだろう。つまり、実は健康である証拠を自慢されているのであって、正直、聞かされている側としてはウザいことこの上ない。

いかにも何か「すごいですね」だとかそういう言葉が欲しくてたまらない様子で、こちらに媚びを売ってくる。どうやって反応したらいいのか、あるいはどう角を立てずにスルーすればいいのか、扱いに困るのだ。

自らに傷を負わせる作為症

ミュンヒハウゼン症候群という疾患がある。現在は「自らに負わせる作為症」という呼称に変わっている。この患者は、何らかの病気がある状態を装うことを繰り返す。実際に傷を負ったり、病気があったりする場合もあるが、そのときは痛みや症状を誇張して説明し、自分が苦しんでいることを、実情よりもはるかに重く受け取ってもらえるようにあの手この手で工夫をする。もちろん全く症状がない場合にも、症状を捏造する。

患者は、自分が装っている病気についてよく調べていて、医学的知識のある人物に問われた場合にも答えられるように準備をしている。診療記録をひそかに改変したり、言いなりになる医師を利用して、自分が病気であることの証明に使うこともしばしば見られる。

また、自分の体に対して何らかの細工をして、実際に症状を出現させることもあり、これは特徴的な振る舞いで非常に興味深い。以下のようなやりかたがよく見られる例である。針で指を刺して、尿サンプルに血液を入れ、血尿が出たと騒ぎ立てたり、また、皮下注射で雑菌を自分の体に注入し、発熱や皮膚のびらんを引き起こして注意を惹く。

行状だけ見れば、自分の体を犠牲にしてまで他人の関心を惹きたいというところに嫌悪感を持つ人が多いだろうと思うが、この疾患は機序がかなり複雑で情緒的問題が関わる精神障害の一種だと考えられており、今のところ明らかに有効な治療法は存在しない。

ただ、認知行動療法が現状では有望だと見なされつつはあるようだ。患者の思考と行動を変えていく地道な取り組みだが、この疾患についてはこうした時間のかかる方法をとって、患者と信頼関係を結んでいく以外に根本的な治療法はないのかもしれない。労力と根気のいる作業である。しかし、原因となった何らかの基礎的な問題を、患者自身に特定してもらい、それを認知させ、向き合っていくための内在的な力を、患者の中にはぐくんでいくことが確かに必須ではあるだろう。

とはいえ、なぜこうした作為症のような疾患が生じるのか、原因自体がいまだに不明なのだ。ストレスや、境界性パーソナリティ障害をはじめとしたパーソナリティ障害が関係しているとされてはいる。いわゆる毒親問題も関連が深いだろう。幼少期に情緒的虐待、身体的虐待を受けた人も患者の中にはいるようである。ほとんどが、自己同一性や自尊感情に問題を抱えており、不安定な人間関係に悩まされている。

病気を装えばこうした問題を一時的にだが確実に回避できるとなれば、それは、脆弱な自己を守るための、この上ない切り札のように感じられるだろう。自分の体を傷つけてでも心を守ろうとして、こうした行動に走ってしまうのだろう。そして、こじれた人間関係や仕事上の問題を病気のせいにして得られる安心もさることながら、治療者と患者という間柄ではあっても一流の医師／医療機関と関係を持つことに優越感を覚え、自尊感情が高まる気持ちよさを忘れられなくなるようだ。

奇妙なことに、患者自身が医師になったわけでも医療機関にポストを得たわけでもないのだが、ある種の権威と密な関係にある自分、というものをどういうわけか誇らしく思うらしい。「私はそんな人々と親しくやり取りのできる『特別な人間』」なのだと。

この病気とよく似たものに「詐病」があるが、詐病は例えば保険金の支払いや長い休暇などの明らかな報酬を得ることを企図している。対照的に、この病気ではそういった報酬を目的とはしていない。あくまでも自分が価値のある存在として大事にされ、病気であることを理由に問題は捨て置かれるという点が報酬として機能するのが面白いところなのだ。

さて、医師はどのようにしてこの病気を見抜くのだろうか。まずは病歴を聞くことからはじまる。もちろん身体の診察や検査も行う。けれども、この病気は、患者による作為がかなり巧妙で、症状の説明にも説得力があり、医師の判断を誤らせてしまうことがある。ポイントは、病歴に一貫性がなく、劇的すぎるというところになるようだ。治療が終わったり、検査結果が陰性であったりすると、別の病院に移ってしまったり、別の症状を言い立てたりするなどの行動も特徴的であるとされる。また、医師が自分の家族や、過去に治療を受けた別の医師と話をするのをひどくいやがったりもする。自分が病的な状態にあり、医師から治療を受けている状態への執着が強いということになるだろうか。

自傷と創作の痛々しさ

自らが病的な状態にあることへの執着が、芸術や文学などの創作の分野では周期的に見られることがある。インパクトはあっても、鑑賞後の後味がそういいものではない。長く広く愛されるためにはもうひとつの要素が必要で、感じられるものの重さと快さは、必ずしも比例するものではないからだ。

確かに、作り手にもどうしようもなく、作ることでしか消えない根源的な軋《きし》みがあり、それを創作という行為でもし解消できるのなら素晴らしいことだ。程度問題はあるだろうが、その軋みは時代や社会を反映している可能性が大いにあり得ることで、読み解くことに価値も面白さもある。

しかし、何もないところにわざわざ傷を作る行為に与《くみ》するのは、ちょっと共感しづらい。才能の限界を公衆の面前で告白しているようにさえ見えてしまう。なおかつそれでも自分は注目されたい承認欲求の塊ですと、恥も外聞もなくアピールしているようなもので、それを美しいと思えるほど、私は人間ができていない。むしろ、痛々しくて見ていられなくなってしまう。

もちろん、その痛々しさそのものが、時代を反映した、人間の心の奥深く棲まう病理なのだというのなら、そういう分析も可能ではあるだろう。けれど、これは現代アートがある種の嫌悪感をもって語られる理由の一端を成す要素でもある。この可能性すら、本人たちには意識されていないのだろうか。だとすれば、受け手を想定する表現としてのアートという立ち位置そのものが危うくなる。そもそも、傷を他人にわかるようにアピールするという前提からして矛盾を孕むことになり、ますます気持ちが悪い。

健康を崇め奉る風潮

病への憧れ、病・不健康自慢の世界が存在する一方で、公には——つまり、テレビ等で物を言うときには、健康を賛美する発言をするべきだという暗黙のルールのようなものがある。

病であることへの憧れを持つことは確かに不道徳だろう。その点は認めるし、不道徳であるが故の甘美さであることも良くわかっている。これは、確信犯的な愉悦なのだ。翻《ひるがえ》って、健康こそが美徳、健康は個人の幸福と社会の利益のために必要欠くべからざるものだ、という健康志向そのものには、一点の曇りもない。もしかしたら、大きく問題視する必要はないのかもしれない。

ただ、私が諸手を挙げて賛成する気になれないのは、健康志向はあまりに、反論の隙がなさ過ぎるからだ。健康でないことにもメリットがある、という論を立てることは許されず、対論はほぼ封殺されている。私は、何ともいえない不快感を覚えると同時に、この状態に戦慄を禁じえない。

片頭痛の女っていいよね、と自分が昔、茶化された以上に、今の世間の風潮が健康を美化し、崇め奉り過ぎているような側面があることに、気持ち悪さを感じてしまう。消毒液でくまなく除菌されたあとの、一つの雑菌も生き延びることのできない、清潔な白いベッドの毒々しさ。美徳を讃える行為そのものが凶器となり得るということを、多くの人は知らないのかもしれない。

やや極端な例かもしれないが、2007年に、こんな事件があった。

三重県伊勢市で「七人のメタボ侍、内臓脂肪を斬る！」と銘打ち、市の幹部らが減量に挑戦するという企画が立てられた。これに参加していた47歳の男性課長が、ジョギング中に虚血性心不全で亡くなったのだ。死亡と減量の因果関係はなく、減量のために運動すること自体は健康に良い行為、と同市の健康福祉部長は発表している。しかし、この課長は腹囲が100センチあり、10センチ減を目標に頑張っていたものの、保健師には急激な減量をいさめられていたという。

因果関係の立証は確かに困難だろう。ただ、一般的に急激に結果を出すためのダイエットには危険がつきものだ。健康のためなら死んでもいい、というような行動を取ってしまうことはありがちなことである。私の周りにも時々そういう人はいる。多くの人は、それを手放しで讃えて応援することをしてしまう。すると、その行動を取っている人はそれを中止したり、逃げてしまったりすることが許されない。

健康は、生きていることそのものより優先されるべきなのか？　そうではないはずだ。論理的に矛盾している。

病気や死を中立的な姿勢で論じることが封じられた社会では、安楽死法案の議論も許されない。

予防的な措置であることを謳い文句にした健康ビジネスは、健康や生への、世間の人々の無条件の肯定に乗じて、利権を拡大してはいないか？　という疑念が少なからず生じるのも無理はないことかもしれない。無論、多くのビジネスマンたちが優秀で、どれほど身を粉にして仕事をしているかは、よく知っているのだけれど。

リスキー・シフトとコーシャス・シフト

集団極性化と呼ばれる現象がある。1961年にストーナーという社会心理学者が論文として発表しているのだが、集団極性化には、リスキー・シフト、コーシャス・シフトの2種類がある。

リスキー・シフトは、普段は穏健な考え方をして、比較的節度を守って行動する人が、集団になると極端な言動をするようになり、それを特段おかしいとも感じなくなる「集団思考」のひとつだ。誰か一人をつるし上げにする、というときに起きている心理現象と考えるとイメージしやすいだろうか。

コーシャス・シフトはこの逆で、集団の意思決定が保守的かつ消極的な方向へ向かう現象をいう。いわゆる、事なかれ主義、がこれに相当するだろう。何もしない、現状維持、先送りを促進する……。

権威ある保守的な組織などでは、他者から批判が出ないことが最も重要なこととされる。そういう場所では、前例に倣った無難な施策を取るだとか、糾弾に加担はしないが自分は止めることをせず傍観するだとかが、最も適応的な態度となるだろう。

集団極性化はこのように、リスキー、コーシャスという一見、矛盾する2つの現象に分類されるわけだが、いったい何が原因で、真逆の方向に進むのだろうか。何が分岐点になっているのだろうか。研究者たちは、メンバー間の関係値が、この分岐点になると考えている。

意見をリードする存在がその集団内にいる場合に、リスキー・シフトは起きる。政治的な立場の強い人だったり、経済的に影響力が大きかったり、ただ単に声が大きいという場合もある。目立った者が勝ち、何も止める要素がない、という条件が整うと、こちらの方向に極端に振れてしまう。パリコレで発表されるスタイルに近年、やや行き過ぎたデザインに走ったものが散見されるのも、もしかしたらこうした現象の表れなのかもしれない。

コーシャス・シフトの場合は逆に、集団内に抜きん出たリーダーが存在しないことが条件となる。メンバーの力や立場は同程度で、メンバー同士が遠慮しがちであったり、自分の失敗が集団で致命的な失敗となり、責任問題になってしまうのを回避するという方略が重なった結果起きてしまう。

いずれにしても、身近でよく見かける現象ではないだろうか。集団になると現れるという特徴があり、個人の意思はその集団の意思に巻き込まれ、いつの間にか、まともな声が上げられなくなっていく。

健康のためなら死んでもいい症候群、というのはリスキー・シフトの一種なのだろうと思う。健康は確かにすばらしいものだが、その価値を高く見積もりすぎている。さすがに、生命より健康のほうが大切だ、というのは本末転倒だ。

しかし、集団極性化が起きている場合には、その中にいる人たちは自分たちの価値基準がズレていることにはなかなか気づかない。そんな集団の中で、「健康志向のデメリット」や、「病の価値」をいささか批判的な調子で口にしたなら、いったいどんな仕打ちを受けるだろうか。

想像してみると、なかなか恐ろしいものがある。

第五章　ポジティブとネガティブのあいだ

解決できない感情という重荷

ラジオやら雑誌やらで大量の質問をいただくたびに『うす明るい悩み相談室』もしくは『うす暗い悩み相談室』的な何かをやったほうがいいのかもしれないという考えが頭をよぎる。とはいえ私自身は、第三者が勝手に悩みを解決してしまわないほうがいいと基本的には考えている。悩みを抱えているということ、そしてその悩みを解きほぐそうと足掻《あが》くこと自体が、生という状態であり、その状態を存続させていくためのエネルギー源になっていると思うからだ。

まあ、そもそも誰かにちょろっと相談した程度で雲散霧消するような問題なら、自力で解決できるんじゃなかろうかという気もする。要するに、多くの人は、問題解決を求めているわけではないのだ。

ラジオでは相手の顔を見ることができないが、講演会での質疑応答では、相手の表情がよく見える。私が答え終わると、多くの質問者は安堵の顔を見せるが（時には腑に落ちない、という表情をする方も無論いる）、それとともにすこし寂しそうな気配を漂わせることがある。ああ、この人は本当は、問題を解決してほしいのではないのだな……、と感じて、こちらも寂しい気持ちになってしまう。

その気配の裏側にあるものは、自分の抱えている感情の軋みを一緒に支えてほしい、という寂しさなのだろう。これを「承認欲求」という言葉で切り取ってしまうのはやや冷たすぎるような気もしないでもない。ただ、あえて距離をとった言い方をしてみたほうが、このような情動の絡む事柄については、現象が正確に見えてくることもあるのではないかとも思うのだ。

クリアカットに問題解決することが本当に重要であるのなら、一般化された方程式があれば十分だ。ネットで知識を得てもいいし、問題をＰＣなりスマートフォンのアプリなりで整理し、対応にあたるだけで相当の部分は解決できる。誰かに相談するという行為のほうがむしろ、移動と説明に要する時間とコストを考えれば、無駄だという場合さえあるだろう。

念のため、こんな誤解をする人は読者の中にはいないとは思うが、別に「私なら一人で解決できる」とか「私は誰かに頼らなくてもほとんどの問題を解決できるほど頭がいい」だとか、そんなくだらないことを主張したいわけでも考えているわけでもない。

私が言いたいのは、多くの人が抱えている悩みとして重荷に感じているのは「解決できない問題」ではなく、「解決できない感情」だ、ということだ。

アドバイスという名の自慢話

一人では解決できない感情に対して、安易に「アドバイスを与える」という行為がどれほどその人をがっかりさせ、時には怒らせ、悲しませてしまうことか。多くの人はこのことについて、驚くほど無頓着であるように思う。

場合によっては、人間関係の事実上の終焉をもたらしてしまうことさえある。ここではいかにそれが危険な行為であるかについて、静かに考察してみたい。

自戒を込めて書くのだが、これは、私がやりがちだった失敗でもある。

解決されない感情の軋みを抱えているとき、人はその苦しみについて、明確に言語化することができていない。どうもモヤモヤといやな気分がし、その原因になっている課題について、ある程度の意識はしているものの、どうしていいのかよくわかっていない。

だからこそ、相談相手を求めているのだ、ということに、相談される側はまず思いが至らない。相談されることに熟練しているのでなければ、ほとんどの場合は、「誰かから相談を受けた」ということに対しての責任と、頼られたという事実にある種の喜びとを感じて、そこに意識の大部分を持っていかれる。自分が問題を解いてあげなければ、というわかりやすい課題に一直線に向かっていってしまう。

お勉強がよくできた人ほど、また、承認欲求が満たされていない人ほど、そんな気持ちで一色に染まってしまうことだろう。そして、相談者にとっては不必要である可能性の高いアドバイスをしてしまったりする。まあ、もちろん、アドバイスが本当にほしい人も、ゼロではないだろうけれど。

誰かから相談を受けたとき、自分はかつてこういう風だった、このように問題を解決した、と、本人はアドバイスをするつもりなのかもしれないが、延々と続いていく検証しようのない昔話、自慢話を開始してしまう人がしばしば見受けられる。

一方、相談者側はといえば、心の軋みをあからさまに言語化してしまうことに羞恥を感じていたり、原因について考えることそのものが苦しかったりして、半ば無意識的に自分を守ろうとしている。そして、問題の中心からすこしだけずれた話を組み立てたり、小さな嘘を織り交ぜたりするのだ。そんな防衛的な操作を見抜いて、その奥にある軋みに触れ、共有して、痛みを癒すことができる人は滅多にいない。

心の軋みは汲み取ってほしいけれど、その核心を説明することができない。相談者は、他者にはあまり知られたくない何かを抱えている。コンプレックスや、消してしまいたい記憶、恥ずかしい感情。これらを、心をざわつかせることなく、客観的に、冷静に語ることは、とても難しい。

さて、そんな不安定な状態のときに、自らの承認欲求を満たそうという意欲満々の行為を目の前で繰り広げられたら、あなたはどう感じるだろうか。

ナルシシストと自己肯定感

この人はナルシシスト（ナルシスト）なんだろうな、という人を誰しも身の回りに一人くらいは見たことがあるだろう。実際の容姿がどうあれ、自分のことを美しいと信じていて、自己陶酔的であり、時には自分自身に恋をしたりもする、という状態にある人。

ナルシシストは、自分への自信に満ち溢れているように見える。自己愛性パーソナリティ障害とナルシシズムは同じであるとされることもある。自分以外の人に優位性を認めたがらず、権威的であり、権利意識にも敏感。恥の意識を持たず、自画自賛を繰り返すという特徴を持つ。

傍から見ていて、自分がそうなりたいかどうかはさておき、ここまで自分のことを好きになれるというのはちょっとうらやましいな、とも感じる。

しかし近年、ナルシシストは慢性的なストレス状態に置かれているということがミシガン大学の研究チームによる調査で明らかになった。さらに、そうでない人と比べて病気にかかりやすいということもわかった。

この研究では、100人を超える被験者に対してあらかじめ性格検査をし、そのうえで唾液の中のストレスホルモンの値を測定しているのだが、ナルシシストの度合いの高い人ほど、ストレスホルモンの値も高くなっていたのだ。ただし、この傾向は男性においてのみ見られ、女性の場合はナルシシストの度合いとストレスホルモンの値には特に関係がなかった。研究チームは、女性よりも男性のほうが社会的地位によるプレッシャーを受けやすく、他者と比べられて自信を喪失しやすいからではないかという趣旨の見解を述べている。

こうしたナルシシストの研究が存在する一方で、自己肯定感を高めたい、あるいは高めよう、という話もよく見かける。東京都教育委員会では、自己肯定感について、自分に対する評価を行う際に、自分の良さを肯定的に認める感情と定義している。

周囲の人からやや疎まれがちなナルシシズムと、どちらかといえば好意をもって受け止められることの多いような高い自己肯定感とは、どこがどう違うのだろうか。

精神分析医のサンディ・ホチキスはナルシシストの傾向として、いくつかの特徴を抽出している。注目したいのは「Arrogance（傲慢）」「Envy（妬み）」「Sense of entitlement（権利意識）」として列挙されている性質である。

これらは、他者の失敗をあら捜しして自分の存在を再確認したり、他者の存在や業績を矮小化しようとしたり、自分だけが特別扱いされるべきであると根拠なく信じているために、そういう扱いが受けられないだけで傷ついて怒り出したりする、という行動や反応として現れる。つまり、自己に対する愛が過剰であるように見えても、それは非常に脆弱な基盤の上に築かれたものであり、ナルシシストは実に容易に傷つけられてしまうということになる。

対照的に自己肯定感の高い人では、自分の存在を再確認するために他者の存在を貶める行動を取るという報告はされていない。むしろ他者の存在を必要とすることなく自己を肯定的に認めることができる、というのが特徴といえるだろう。自己を愛するといっても、誰かと比べずにはそうできないのと、比べることなしにできるのとでは、周囲とのコミュニケーションの様式はずいぶん変わってくるだろう。比較することなく自己の美を認めることが可能なら、これほど自分にとって力と態度の余裕をもたらすものもないだろう。それが可能なのかどうか、という点が問題ではあるのだけれど。

自身の醜さと闇を知る人

カニッツァの三角形という有名な錯視図形がある。そこに三角形があるわけではないのに、楔形の折れ線3つがあるだけで、三角形がある、と錯覚してしまうというものだ。私たちの認知はこうした錯覚に満ちているのではないだろうか。たとえば、オーラ、という言葉をよく聞く。この正体が何なのかわからないのに、本当によく使われている言葉だと思う。物理的な現象が特に見つかっていないどころか、おそらく調べられすらしていないのだろうに。

オーラがある、と人々が口にするのはどんな時だろうか。「あの人には何かがある」

と感じさせる人に出会ったとき、人はこの言葉を使うようだ。シンプルな線がキュー（手がかり）となって、ありもしない形を見せてしまうカニッツァの三角形のように、「あの人には何かがある」と感じさせるキューを必要十分に持っている人のことを、オーラがある、というのかもしれない。その場合のキューとは、外見の美しさやインパクト、堂々とした振る舞い、経歴や肩書きなどの、手に入れやすくしかもわかりやすい情報だ。これは写真には写らない。

自然科学の立場からは、オーラなぞ存在しない、といわれがちなものでもあろう。ただ、私たちが世界を見ているやり方を紐解いてみると、物を単純に視覚情報の処理だけで認知しているというわけでもない。収集された一次情報をもとに、脳が「こう見えた」と処理して世界を再構築し、それが認知されているのである。

脳というのは必ず、部分ではなく全体、ゲシュタルトを知覚するようにできている。人が人を認知するときには、目・鼻・口といった部分的なものに注目するのではなく、顔という形全体で認知する。これが自閉症スペクトラム障害の患者にはできない。

造作はいまひとつでも圧倒されるような美しさのある人がいる。それは脳が、ゲシュタルトで知覚するからだ。いわゆる平均顔の人は美しいとされる。けれどそれは替えの利くパーツとしての美しさのようなものだ。認知負荷が低く、脳がラクをできて、便利な顔だからである。これまでずっと言われてきた、顔の美しさはその人の健康状態と相関があるから、というのはどうやら誤りだとする研究結果が出ている。

ただ、そういった平均顔的な「美しさ」と、圧倒されるような個性を持つ顔の「魅力」とは違うものでもあるだろう。個性的すぎるくらいの顔でも、自信に溢れ堂々としていれば惹きつけられる。自分の持っているものを最大限に生かすことを知っている顔、その術を知っている人が輝いて見えるのだろう。

やろうと思えば誰にでもできることだ。しかし、多くの人が、どうやったらいいのかがわからず困惑している。自信を持てと言われても戸惑ってしまうばかりで、ぎこちなく虚勢を張ってみても、それは自信とはほど遠いものになってしまう。

自信のない人は、世間の基準に合わせて自分を変え、その合致するところに称賛を得ようと躍起になってしまう。けれど、自信に溢れた人はその真逆かもしれない。自分の業を肯定している。己の醜さと闇を知って、それを愛する方法を知っているから、輝くことができるのではないか。

もう一度会えたら

昔、同級生だった男の子から手紙をもらったことがあった。その手紙には何を書くでもなく、私と、答えの出ない問いにああでもないこうでもないと思案を巡らし、調べてはその答えらしき議論をあれこれと吟味して、飽きるまで一緒に勉強した日が懐かしい、いま思えばその頃が一番楽しかったなあ、と書いてあった。

彼は今どうしているだろう。私はまだ、あの頃と同じように学ぶ喜びを追って、飽きもせず大学院に通っている。彼も、私のように、学ぶ喜びを味わい続ける人生を、楽しんでいるといいなと思う。

私に帰りたい日があるかどうか、その手紙をもらってから、しばしば思い返して考えてみることがある。記憶を保ったままもう一度やり直せるなら、やり直してみたい気持ちがないではない。けれど、その時はその時で必死であったことも確かで、もう一度同じように戦ってみろと言われたら、それはそれでしんどいなという気もする。

ただ、謝りたい人や、死んでしまって会えない人にもう一度会いたいとは思う。私がもうすこし手を伸ばすことが出来ていたら、あの人は自死を選ばずに済んだかもしれない。なぜ何も出来なかったんだろうと、きっとこうやって一生何度も思い出すのだろうと思う。もう25年も経つのに、まだ私はあの日に帰りたい。彼女の隣に座って、ただ、あなたが悩んで葛藤している姿を素敵だと思う、あなたを尊敬していますと、それを伝えられるだけで良かったんじゃないかと今でも思う。

生きていたら、どれほど活躍した人であったか知れない。死を選んだ原因は誰にもわからない。けれど、こうではなかったのか、もしかしたらあれが原因だったのか、と憶測を口にするとき、そんなことで恵まれた環境を捨てて死を選ぶなんて、脆弱な精神の持ち主だと言う人が一定数いる。美人で、それなりに裕福な家庭に生まれつき、友人たちから愛されて、頭脳にもすぐれ、なんの不足があったのかと思う人は確かにいるかもしれない。当時は今と比べれば同年代の学生数は多く、東大文一に受かるというだけで多くの人から尊敬と畏怖の念を持たれもしただろう。

けれど、自死を選んだ人に対して、その人と親しかった人間の面前で、そういう言葉を平気で口にできるような人のことを、普通は信頼し得ないだろうと思う。精神が脆弱だからなどと、どうして言えるのだろう。そんなふうに言われるだけで、心に黒い染みが広がるような思いにさせられてしまう。彼女が脆弱だというなら、世界のすべての人は脆弱だと言っていいのではないかとさえ思う。

誰にでも、歩いていれば、躓《つまず》いたり、真っ直ぐに歩けなかったりする時があるに違いない。そんな時に、大切な人に、私は何もすることが出来なかった。もし帰ることが許されるなら、彼女がその決断をする前の日に戻って、もう一度、あなたをそのままの姿で敬愛している者はたくさんいますよと説得し、どうか生きていてもらえないでしょうかと懇願してみたいと思うのだ。

ポジティブ思考の暗部

ポジティブ心理学が台頭してしばらく経つが、ポジティブになれないのは自分に非があるからだと自責的になるのを助長して、かえってうつになる例が増加していると訴える学者もいる。

たとえばボードン大学の心理学者バーバラ・ヘルドは、前向きな姿勢を強要されることによって、心理的な回復を妨げてしまうと警鐘を鳴らす。落ち込んでいること自体が落伍者である証拠のように受け止められ、苦しいときでも笑うことができない者はダメな人間だ、楽観的になれない者は劣った人間だというメッセージを暗に与えてしまうからだ。にわかには回復が難しい深い悲しみのなかにあっても、乗り越えられないあなたが悪い、と突き放してしまうような明るい高慢さが眩しく輝いていて、苦しんでいる人間は自分の抱えている闇の重さにますますうしろめたさを覚え、誰にもその苦しさを吐露することができず、人知れず静かに暗い海の底に沈んでいく。

バーバラ・ヘルドは、ポジティブ思考の強要がもたらす波は二段階で襲ってくるという。一段階目はまず、苦しみを感じている自分自身を嫌悪するということ。二段階目は、そこから抜け出せない自分、ポジティブ思考になれない自分がうしろめたく、罪悪感を覚えるということ。彼女の主張を支持するデータはいくつもあり、ポジティブな言葉を使うことで逆に自信を喪失するケースがあることがわかっている。

また、ポジティブになるべきだと周囲に思われているという環境下では、却って人間はネガティブな感情を抱きやすくなってしまうことも明らかにされている。しかし、前向きでいられないのはその人の心の問題などではなく、苦しい時には前向きになれることの方がむしろおかしい。苦しい時には苦しくて当たり前だ。

表では清く正しく明るくあれと、言外のメッセージを受け取ってしまう分だけ、裏ではその澱を、どこにも零《こぼ》すことができなくなってしまう。そして、一人で抱え込んで、気づかないうちに溺れていくのだ。そうやって死んでいった人が過去にどれほどいたことだろう。私が助けられなかった、親しくしていたはずの大学時代の先輩にも、後輩にも、そんな人がいた。今でもまだ、彼らの死のニュースを受け取った日のことを、折あるごとに思い出してしまう。

本当に溺れている人は溺れているようには見えない。溺れる人は、静かに沈んでいく。これは比喩ではなくて、本当にそうなのだ。

ボートから落ちた誰かが、水面にいて、ボートをじっと見上げているとしよう。一見、何の問題もないように見えるかもしれない。このとき、大丈夫？　と一声かけて、大丈夫、と返事が返ってくれば、状況は特に深刻ではない。けれど、何も返事が返ってこなかったら、この人を即座に助けなければならない。生理学的に、溺れている人にとって、声を上げて助けを求めることは不可能だからだ。

呼吸器系の第一の目的は呼吸すること。息を吸うのがやっとの状況では、声を出すことは二の次になり、助けを呼ぶことはできないのだ。口は水面を上下して、水面の上へ出ている瞬間は呼吸をするのが精一杯で、声を上げられる余裕などない。また沈む前に急いで息を吸い込むくらいしかできない。

そして、溺れている人は頭を水面の上になんとか押し上げようとして、水面を下に押し下げるために腕を横に伸ばしてしまう。だから、手を振って助けを求めることもできない。こうした本能的な反応の最中に、腕の動きでサインを送るなどという冷静な行動は、とてもではないが取れないのだ。

溺れている人の本能的な反応は静かなもので、誰もが気づかないうちに、一人でいつの間にか沈んでいく。答えが返ってこなかったときに、命綱を投げてやることができれば、その人は助かったかもしれない。手の届かないところへ行ってしまった後で、こんなことをいくら嘆いても、仕方のないことではあるのだけれど。

抑うつ的反芻という思考習慣

抑うつ的な状態に悩まされる人は多い。うつ病と診断されるわけではないにせよ、一生のうち、うつ的な状態を経験する人は日本人全体の6%になるという推計もある。今更、説明するまでもないだろうが、気力を失い、何もしていないのに常に疲れていて、食べることも眠ることもままならず、引きこもりがちになり、希死念慮が消えないような状態のことだ。

抑うつ的反芻、と呼ばれる思考の習慣がある。ネガティブなことを考え始めると、だらだらとどこまでも下降していく螺旋階段のように、その思考は暗さを増して、いつしか光が届かなくなる。どうやって抜け出していいのかもわからなくなってしまう。自らの過失や弱点について無意味に考え続け、反芻して、自分を攻撃する痛みに半ば中毒的にハマってしまうと、これが抑うつ的な気分を強めてしまう。反芻する習慣のある人ほど、落ち込みやすく、ストレスに弱いという。

ただし、この抑うつ的反芻にも、意義がないわけではない、とする考え方もある。自分の欠点や問題について考えることそのものは、よりよい明日を生きるための大切なプロセスだ。自らの過ちから学ぶことは、過去の経験を活かして、今後よりよい生き方をしていくための重要な材料となる。抑うつ状態を一過性に経験することになったとしても、これが、総合的に見て価値のある思考様式であったから今まで保存されているのだ、と考える方が妥当であるように思える。

ネガティブな思考には独特の誘惑がないだろうか？　ポジティブなことばかり考えていると、その閉塞感に苛まれ、自分が世間に対して向けているこの皮一枚をめちゃくちゃに掻き破ってしまいたくはならないだろうか。

私は少なくとも、ポジティブ思考だけでできている人を見ると、あまりに不自然で息が詰まるように感じ、苦しくなってしまう。その人が押し殺して、自分自身にすら見せない澱がその人の中に溜まっている、それが表情や言葉の端々から透けて見えてしまうと、もう悲しくなって、目をそらさずにはいられなくなってしまう。

ところで、抑うつ的反芻をしがちな人と、そうでない人を比較した実験がある。この実験では、被験者に意思決定タスクを行わせている。仮想的な求人活動を設定して、そこで、最も優れた人材を採用してもらうというタスクである。求人に応募してくる応募者にはそれぞれ金銭的価値が設定されていて、応募者はランダムな順番で被験者に示される。人材採用をするときに、どういう判断を被験者が下すのかを見るのがこの実験の目的である。

興味深いことに、この実験の結果、うつである被験者のほうが、うつでない被験者に比べて、最適戦略に近い方法で採用を行ったのである。うつの被験者は、うつでない被験者よりも多くの選択肢を検討し続けようとし、人事採用タスクの成績もずっとよかったという結果になった。うつでない被験者は、なんと、考えることを怠る傾向が強く、十分な数の選択肢を比較検討しようとせず、適当に済ませようとしたのだった。

この結果を受け、抑うつ気分は、複雑なタスクを遂行する場合や困難な状況下では、より良い決定を下すのに役立つのではないか、という主張をする研究者もいる。実際に、要求度の高いタスクでより適切な戦略を考えられるのは、こうした被験者だというのだ。

例えば、オーストラリアの研究チームの報告では、死とがんについての短編映画を見せられて憂鬱な気分に陥った被験者のほうが、噂話の正確さを判断したり、過去の出来事を思い出したりする課題の成績が良かったという。さらに重要なのは、見ず知らずの人をステレオタイプ的に分類する傾向が大幅に低かったということである。

つまり、外集団バイアスに対して自覚的であり、それを自省しながら抑えることに成功していた、ということになる。

うつなどの気分障害は、人生における諸問題を効果的に分析し、対処可能にするという目的のために生まれた、脳に備え付けられた仕組みの一つなのかもしれない。たしかに気分は良くないものだ。けれど、抑うつ状態が存在せず、ストレスもトラウマもなく、自身の問題について深く長く反芻的に思考するという習慣がなければ、人間は、ひとたび自分が困難な状況に置かれたとき、その苦境を脱することが難しくなってしまうのではないだろうか。私たちの現在の繁栄は、ネガティブな抑うつ的反芻によってもたらされたものかもしれないのだ。

音楽を聴けば頭が良くなる、は本当か

さて、新型コロナウイルスのパンデミックのさなか、特にその初期には不要不急の最たるものとして攻撃の憂き目にあったのが、各種ライブではないだろうか。ライブハウスで感染者のクラスターが複数発生したことが問題視され、ライブハウスは軒並みクローズし、ライブも続々と中止された。音楽ファン、そしてライブ活動を中心にしている音楽業界の人々にとってはダメージも大きかっただろう。

音楽が脳に与える影響は大きい。このことは、これまでの数多くの研究によって示されている。集中力を高め、人の心を安んじ、判断を賢明にさせ、幸福度を上げる。脳は音楽にそれほど反応するものなのだ。これが不要不急のものとされてしまう現代文明こそ、むしろ歪んで狂っているのかもしれないとすら思う。ただし、音楽の有用性を示したい気持ちが逸《はや》るあまりに、性急な結論を出すことは避けなければならない。

1960年代から90年代までの約30年間、人間に対する音楽の影響を調べ続けたブルガリアの精神科医ロザノフは、PET（陽電子放射断層撮像法）を使い、音楽による学生の脳の働きの変化を調べた。彼の出した結論は、静かなバイオリンのメロディーは聴

いている人をリラックスさせ、その能力を向上させる、というものだ。このため、知的能力についても音楽なしの状態と比べて5割程度上昇するという。

つまり、音楽を聴けば頭が良くなる、というようなことになるだろう。あまりに理想的な結果過ぎて、本当なのかどうか心配になってくるほどだ。

知見は蓄積されてはいる。音楽は、確かに脳を変化させる。だが、ロザノフは知能の向上にポジティブな効果を発揮するのはクラシック音楽など「芸術性」の高い音楽（この、芸術性、という言葉はかなり主観的で、定量性に欠けており、非科学的な響きを帯びているが、20世紀の科学界では大家になってしまえば、誰も指摘できなかったのかもしれない）、特に「脳を発達させるために」作曲されたリラックス用の音楽（これも同様の指摘をすることができよう）だけだという。一方、ハードロック、テクノ等は聴く人をアグレッシブにし、ネガティブな神経的結びつきを促進するというのである。

しかし、その機序はどうなっているのだろうか。ロザノフの言う「芸術性」の高いクラシック音楽の歴史はたかだか数百年であり、人類の歴史と比べてかなり浅い。しかも、欧州というごく限られた地域で発達した特殊な音楽であるにもかかわらず、なぜか世界標準とされている不可思議に、ロザノフはまるで切り込んでいない。恣意性の高い分類に誰も疑義を唱えないのは、彼の立場、年齢、性別、人種によって、多くの人が不審に思う前に納得させられてしまうからだ。「偉い先生がそうおっしゃるならそうなのだろう」と。あるいは疑義を抱いても黙らされてしまう。これは残念なことだが、未だにそういう風潮は完全に改められてはいない。

クラシック音楽の登場するはるか以前から、人間は音楽を楽しみ、重要な祭祀の場ではこれを用い、恋を囁くのに効果的な場面を演出し、戦場で士気を上げるためにすら利用してきたという歴史を持っている。音楽の定義、位置づけ、音楽とは人間にとって一体何なのかというところまで踏み込まなくては、音楽が脳に及ぼす影響について誠実に議論をする土壌はできないだろう。

こうした疑義に応えるべく、さらに研究は重ねられている。

音楽生理学者のアルテンミュラーは、音楽はニューロンを再編成する最大の刺激をなし、脳を変える、と結論している。理由は、音楽が、左脳、右脳を協調的に活動させ、両半球間のコミュニケーションを促進するからだ、という。さすがにこれは、右脳・左脳論が疑似科学であるという扱いを受けている今日では、大きな声で言うにはやや説得力に欠ける議論になりかねないが、脳を音楽が刺激するということには間違いはない。

ただ、あまりに大雑把な言い分に過ぎるし、それはクラシックに限ったものではなく、どんな音楽でも、ということにはなるが。

ところで、両半球間の連絡と協調については、これが促進されれば記憶学習能力が高められるというのは、そう間違った知見とはいえない。複数のタスクを行うことのできる能力をもたらし、創造性を高め、脳を健康に保つために音楽が必要というデータも集められている。またアルテンミュラーは、音楽が脳のどこをどのように活性化するのか、機能画像実験により明らかにしている。

たとえば、最も基本的なところから言えば、脳の両側にある聴覚皮質は音楽を聴く際にもっとももはやく聴覚情報が入力されてくる領域であり、単なる電気信号を処理して音情報に直している場所だと考えられる。その経路の先に待っている側頭皮質は、左側がリズムや拍子、音高など解像度の高い部分を分析しているのに対し、右側では調性やメロディーなど、解像度の低い部分を司っている。

これは聴覚のみならず、視覚についてもそうで、解像度が高く細かいものを見分けていく機能は左側が担当し、粗い解像度でおおまかに全体の物事を捉えていくのは右側が担当している。いわば、木を見るのは左脳、森を見るのは右脳、といったところだ。

とはいえ、木を見るのが左だからといって左脳が分析的であり、森を見るのが右だからといって右脳が芸術的だというのはあまりに飛躍が過ぎる。

創造性や芸術性にまつわる右脳・左脳論は占いとあまり変わらないようなもので、さすがに科学者を名乗る者としてはいかがなものかと思う。論理分析に向いた左脳と想像直観の脳である右脳の情報交換が活発になれば学習能力がほぼ倍増するというのがロザノフの主張だが、現在の知見からすればあまりにプリミティブな感があり、読んでいてやや気恥ずかしさを覚えなくもない。

ロザノフの取り組みは、研究者が今まであまり注目していなかった音楽という領域に光を当て、研究を進めてきたという点そのものに功績があるといえる。

音楽は灰白質の神経細胞を増やす

さて、音楽がいかに脳に影響を与え、脳の自律性を刺激し、再構成さえ促すような働きを持つものか。音楽は、どうやら灰白質の神経細胞を増やすようなのだ。持続的かつ集中的に音楽に携わっている音楽家の聴覚皮質は一般の人より灰白質の神経細胞が多く、両半球を結合している脳梁も15％厚いということがわかっている。

こうした生理学的なデータや、脳内の神経科学的な機序よりも、実際に生活の中で確認できる機能の方に多くの人の関心はあるかもしれない。音楽は人を幸せにする。音楽と感情との関連ははるか以前から知られてきてはいたものの、なぜそうなるのかは謎であった。アメリカの音楽生理学者ブラッドは、音楽は大脳辺縁系に大きな影響を及ぼし、美しい音楽は、幸福感に関わる脳の中枢、いわゆる報酬系を活性化すると報告した。

報酬系は食事やセックス、あるいは麻薬の使用により活性化する領域で、同時に扁桃核の活動が減少し、不安は軽減する。また、２０２０年、カナダのマギル大学の心理学者レヴィティンが、音楽は狭義の脳内麻薬であるオピオイドの分泌に影響を及ぼすことを明らかにした。研究グループは、薬物依存者の治療に使われるオピオイドの拮抗薬を用いて、内在的に分泌されるオピオイドの効果を一時的に遮断し、その状態のまま、被験者が音楽にどう反応するかを調べた。

すると、オピオイドの効果を止めない状態では音楽の楽しみを感じていた被験者が、拮抗薬を投与すると、音楽を聴いてもその楽しみが得られなくなってしまったのである。その曲がどんなに自分の好きな曲であったとしても、つまらなく感じられたというわけだ。

この知見は示唆に富んでいる。脳内で分泌されるオピオイドが、音楽の快感に直結しているということを、世界で初めて示した論文でもある。脳から分泌されるオピオイドは、鎮静作用と抑うつ効果を持つ。さらにドーパミン分泌を促進し、幸福感をもたらす。つまり音楽は、単なる空気の振動でも、時間が余った時にやるつまらない暇つぶしでもないのである。

音楽は間違いなく脳を動かし、食事やセックスや経済的報酬や他者からの承認や薬と同等に、時にはそれ以上に、心を癒し、人間に幸福感を与えるものであると証明されたということだ。音楽を聴いて気分が良くなると、その音楽を気に入って何度も聴いてしまう現象は、脳内麻薬が分泌された状態を持続したいと脳が感じるために、自然とその刺激に夢中になってしまうことによって起きる。

人類の歴史を繙いていくと、かなり昔の考古学的資料の中からも、楽器として用いられていたとみられるような出土品が見つかる。人類の歴史は、音楽と共にあったのだ。先述のように、音楽は思考や感情に影響を与える。

ノルウェーのベルゲン大学の心理学者、バシェフキンによれば、勇ましく元気でヒロイックな音楽は、思考力にパワーを与えて活性化させるという。また悲しい音楽は、気分をゆったりと落ち着かせるが、ネガティブな考えを誘発する傾向があるという。音楽は感情の調整役であることが先行研究からも裏づけられている中、思考に及ぼしている影響について精査したのがバシェフキンである。

面白いことに、悲しいことを経験しているときには、美しいけれど悲しいと感じる音楽を聴くと、つらい気分が和らぐことがわかっている。うつに悩む人たちは悲しい音楽を選好して聴くことがわかっているが、これはこうした音楽を選んで聴くと、自然と楽になることを経験的に知っているからだろう。

バシェフキンの研究では、62人の被験者に対して、勇ましく元気な曲と、悲しい曲のそれぞれ一部について、6つ聴かせた後、質問に答えてもらう。曲には歌詞はなく、オーケストラの演奏で、それぞれ、テンポや音量をそろえ、勇ましく元気な曲と悲しげな曲とを一対のものとする。

2種の音楽は、それぞれ別々の思考やムードと関連していた。音楽が思考の内容にも影響を与えていることがわかったということになる。勇ましい曲を聴けば、感情だけでなく思考もより前向きで活動的・建設的になり、やる気が出るという。さらに、被験者たちが使う言葉にも変化があった。前向きで肯定的な言葉が多くなり、聴いた音楽がその思考や感情に対して直ちに影響を及ぼしたということを示唆する結果が得られたのだ。

音楽は、副作用のない薬のようなものだ。知らず知らずのうちに追い詰められ、誰にも助けを求められないうちに命を手放さざるを得なくなるまでになって沈んでいく人にも、特別な処方箋がなくとも届けることができる。これが不要不急のものだろうか？研究データを読むにつけ、むしろ、先の見通しのない苦しい時代にこそ、必要不可欠のものなのではないのだろうかと訴えたい気持ちになってくるのだ。

第六章　やっかいな「私」

子どもの頃から感じた分断

自分は異質であるのかもしれない、と足元が揺らぐような思いを一番強く感じていたのは小学校に上がる前のことだ。この人たちのいる世界は私のいる世界とは本当は別のもので、私がこの人たちといるのは極めて不自然なことなのではないか。鏡を見て自分のことを客体化する時間を持ったり、世界の色が変わっていく夕景を見たりしては、感情が抑えられなくなることもあった。これを祖父母も両親もなだめようとするのだが、この悲しさや切り離されていることの不条理な感覚というのは子どもが口にして理解されるようなものでもない。うまく伝えることができず、そのたびにまた分断を感じてしまった。

友だちを作って無邪気に遊ぶ姿を見せることでもすれば大人たちは安心したのだろう

が、労力をかけてまでそんなことをする気にもならず、あまり「良い子」ではなかった。自然に友だちができるとか、好きなものを好きと言うとかは、みんなにはできること。けれど、私には難しい。学校に上がってからもこれは変わらず、私はかなり浮いた存在で、誰からも遠かった。いじめにすら遭わなかった。隙間なくコーキングされた透明な壁の向こう側にいるようなもので、同じ空間にいるのだけれど、同じ空気を吸うことはなく、混ざり合わない。

中学生のあるとき、職員室に呼びだされて教員から注意された。私は成績は良く、素行にも問題はないはずで、なぜ？　といぶかしく思ったけれど、この人は「もっとテレビを観たら？」と思いもよらない提言を私に対してしたのだった。一般的なセンスや、いわゆる人間らしいやり取りの基本をテレビから学べ、というのだ。教員は私を見ていて、友だちと混ざり合わず、話も通じず、関心の対象がまるで違っていたのを、この人なりに心配したのだろう。けれど、お前は成績は良くても人間失格だぞ、と言われたも同然であると感じ、少なからずショックは受けた。

私のいた環境ではあまりテレビを観ることもできず、その後も、私は浮き続けてしまった。自分が異質だという思いはますます強くなっていき、同級生たちからはさらに遠ざかった。学生のうちは良いけれど、これでは生きていけないと焦りが募った。何とかする必要があるが、自分がおかしいのは臓器でいえば脳であるはずだから、何とかするには脳をもっと知らなければ、という思いに駆られたのも中学生の頃であったと思う。

どうして、私の方が世界に合わせなくてはならず、世界をこちら側に合わせることを発想させてもらえないのだろう？　どうも中学校で教える教員というのは狭量で見識に乏しい人たちであるのではないだろうかという疑念さえ湧いた。だが社会に適合するというのはそういう意味であるし、私にそのスキルがないことをすごく心配されたのも今となってはよくわかる。

同じような経験をした人と話をしたことがある。彼は、自分の思考が周りにあまりにも理解されなかったので、中学校の頃から日記を書いているんだ、と言っていた。そして、私が5歳の頃にあまりにも理解されなかったことを話すと、経験を共有できる人がいた、といたく喜んでいた。私は日記を書くということはしなかった。だからこのとき、子どもの頃に思っていたことをかならず忘れずにいて、長く生きて、のちに出版物として刊行するようにしよう、と思ったのだった。この願いはかなって私は考えたことを公に伝えることができる手段を持てるようになった。こんな人間もいるのだということを共有できることが人間をより強くするのだとしたら、多くの人に知ってもらいたいと思う。

王道イメージへの抵抗感

子どもの頃は、いちごを食べるのが苦手だった。当時のいちごがすっぱくて、練乳をかけて食べなければ子どものおやつとしてはちょっと、というくらい糖度が高くなかったということもあるけれど、そもそもいちごの持つイメージが苦手だった。

赤い色、女の子らしいイメージ。「かわいい」の象徴とされるようなフォルムや色彩の持つ、王道を行く感じも苦手で、どこかで敬遠するような気持ちが抑えきれなかったことをよく覚えている。いちごのイメージと、自分のセルフイメージとがあまりにかけ離れていたからだろう。極端な言い方だけれど、私が食べてはいけない食べ物なのではないか、とさえ思っていた。

これはただの食べ物の話ではない。生まれ持った性向と、育てられ方とが綯交《ないま》ぜになって、メインストリームを選べなくなるという現象の話である。自分には、誰もが望みそうな王道の何かを選ぶことに大きな抵抗を感じるという特性がごく幼い頃からあり、特に母親はそれにかなり戸惑っていた節がある。人の選ばなさそうなものが好きで、人と同じであると言われることが嫌いな、偏屈な子どもだったと思う。

もともとそういう生まれつきの性質はあったのだろう。けれども、その偏屈さは家族との折り合いの悪さから、年齢が上がるごとにますます強くなっていったのだ。

女の子扱いされることが嫌いだった。幼稚園の頃、大人になったらなりたいものに「およめさん」と書いた子を心底、軽蔑していた。子どもの思うことであるし、今はそういう風に考えることはないのでご容赦いただきたい。けれど当時の私にとっても、なぜ、そんな感情が自分に湧くのか、不思議で仕方なかったのだ。

なにかするたびに、お嫁にいけないねえ、男の子だったらねえ、と言われた。当の男の子たちは、どうも私よりはずいぶん出来が良くなくても、褒められているようだということも漏れ聞こえてきた。男の子だったら、私は、もっと違う人生を送ることができたんだろうか。誰に似たんだろうねえ、とも頻繁に言われた。

家族の誰とも仲良くなかった。両親からさえ遠巻きに見られていた自分を、どう扱えばいいのかもわからなかった。問題に目を瞑《つむ》って過ごすことができるほど器用でもなく、頭が悪くもなく、なぜ生きているだけで息苦しいのか、毎日毎日そんな閉塞感に襲われて、そこから抜け出すことができるのは本を読む時くらいだった。

けれど私の読む本は、母親が暗に望んでいたような、女の子の読みそうなかわいらしいものではなく、原子爆弾の作り方だとか、怪奇小説、ホラー、ミステリーといったものだったので、彼女をひどく落胆させてしまったと思う。そんなものを読むなんて頭がおかしいんじゃないのと真顔で心配する母親を、なりたいものに「およめさん」と書いた子と同程度に残念に感じるくらいには互いに距離があった。結婚するというのはこういうことなのかな、と幼な心に思ったものだ。もしかして、それをすれば私も、もっと思考を鈍らせ、いちごを何のためらいもなく、食べられるようになるのだろうかと。

そんな自分が後年、結婚することになったというのは驚きだが、結婚して12年が過ぎたいま思うことは、いかに血のつながりがあったとしても折り合いの悪い人とは距離を取り、自分の領域を尊重してくれる人と過ごすことがどれほど大事か、ということだ。

今はいちごも食べられるようになったし、いちごジャムも、アイスクリームのストロベリー味も食べられる。ただ、私はときどき、昔の感覚がフラッシュバック的に戻ってくることがあって、いちごの食べ放題といったところにはあまり行くことができない。

夫となった人はいちごが好きで、夫のほうが美しいし、性格的にもやわらかで、女性らしい。けれど、私のそういう部分を見て、彼は残念がったり私を責めたりすることはなく、ただ好きなものを食べに行こうよと言ってくれる。そういう、難しい自分の扱い方を教えてくれる人がいたというのは大きかった。自分にとって王道の何かを選んでよいのだ。自分は、自分のことをもっと大事にしてもいい。もう少し時間はかかるかもしれないが、これを何も考えず、自然にできるようになりたいものだと思う。

一番安いものを選ぶタイプ

なんでも好きなものを頼んでいいよ、と言われたときに何を選ぶかで、その子がどういう扱いを受けてきたかわかるよね、と友人が言った。この人も、親との折り合いが悪かった。まだ子どもの時分、あまりに理不尽な扱いに耐えかねて、母親を背中から刺したという。その後しばらくして、母親は自殺したそうだ。

私の話もしばしば聞いてもらうのだが、以前、母親に対する激しい憤りを露わにしてしまったとき、できるだけ距離を置くのがいいよ、自分が言えることはそれくらい……と俯いてしばらく黙り込んでしまったことが印象に残っている。

結婚相手から、メニュー表の一番安いほうから選ぶよね、って言われたんだよね、と友人は続けて言っていた。これって、その人がどういう扱いを子どものころに受けていたかに由来するんだと思う、親に迷惑をかけてはいけない、自分が負担だと思われてはいけない、と無意識に気を遣ってそういう風にするんだよね、と。

この振る舞いには、いわゆるアダルトチルドレン的な傾向が強く表れている。機能不全家庭において、子どもが犠牲を払わされ、健全な発達が阻害されて、ある類型をもった人格を身に着けてしまうという現象がしばしばみられる。大人になってからであっても、自分がそれに当てはまるものだと気づいて、何らかの形で癒すことができる状況にあるのならいいが、そうでない場合は苦しい。

周囲の人に恵まれているときはいいのだが、他人を操作するタイプの人に出会ったときにその標的とされて被害を受けやすい。自分の苦しさや痛みに目を瞑ることに慣れ過ぎているためにそれに鈍感で、搾取の構造を固められ、気づいた時にはもう遅いのだ。

もし私が詐欺師であったなら、〝メニュー表の一番安いものを選ぶタイプ〟というフィルタを掛け、罠を仕掛けるだろう。無論、私はそういうことを他人に対して平気でできる性格ではないので、実際にはやらないわけだけれど。

学生時代に知り合った人で、もうやり取りのない男性が言っていたことを今でも思い出すが、新興宗教の信者で、熱心に取り組んでいる女ほど落としやすいんだよ、本当に面白いほど釣れる、とまるでゲームか何かの話をしているように笑ったことがあった。そんな風に人を見るんだなこの人は、と頭の芯が冷たくなるような感覚を持った。

ただ一方で、自分の意思よりもみんなの意思を優先することを評価される場所にいて、その居心地が悪くないと感じている人物なら、すこし強めに押せばその人は意のままになるかもしれないな、ともたしかに思ったのである。

自分を粗末に扱うことに慣らされ、搾取されることがあなたの存在意義だと教えられて、そこから逸脱することを許されてこなかった。私にも若いころはそんな部分があったかもしれない。誰がお金を出すのかとは関係なく、誰の顔色もうかがわず、メニューの一番安いほうから、ではなくて、自分の好きなものを自分に適切な量だけ選ぶ。たったこれだけのことが、できる人とできない人がいるのだ。

そして、その二者の間には大きな隔たりがある。自分を粗末に扱わない、という態度を身に着けることは難しい。けれど、それをひとたび身に着ければ、自分をリスクから遠ざけ、自分は大きな価値を持つものだと、自信をもって言うことができる。

気難しい自分の扱い方

どちらかといえば、というかむしろ明らかに、自分はかなり気難しい部類に属する人間であると思う。うっすらと馬鹿にされ続けながら維持しなければならないような、ベタベタと近過ぎる、毎日が同じ繰り返しを前提としているような閉塞的な関係は、自分に向いていない。その気難しさを許容してくれるような相手はめったに見つからないし、見つかったところで、それ以前の相性の問題もある。

気難しくしようと思ってしているのではなく、相手に合わせるためのやる気を出すことが不可能なのである。「この相手に合わせることによるメリットはコストに見合わない」と、勝手に脳が判断するわけだが、そう脳に判断されたらもう、それ以上のことはできなくなってしまう。私は無駄なことに労力を割くのが難しい。脳の体力がないのだ。そうしようとしてそうするわけではなく、そうする筋肉がもともと存在しない、というようなものだ。それほど、無理なのだ。

気難しさと感覚の過敏さはどこかでつながっているようにも思う。例えば、私は未だに素焼きの器を触ることができない。タルカムパウダーも好きではない。その触感そのものも好きではないし、その上、自分は真っ白です、と涼しい顔をしながら、そこにある潤いを貪欲に奪っていくというありようが、どうも気に食わない。

母親が過敏な人間であったから、私が癇《かん》の強い子であったとするならば、それは母親自身がそうだからで、まぎれもない親子の証として彼女も自らの性分を呪うべきものであったはずである。もしそうでなかったとしたら、彼女の愚かさは私の責任ではあり得ない。因果律が逆転するならあり得るけれど、さすがにそれがわからないほど自分は愚かに生まれついてもいない。これは、実は不幸なことだったのかもしれない。

そして他罰的な大人に合わせて自己犠牲的な振る舞いができるほど、私は表面的な共感や親切心に対する抵抗が薄くはなかった。これも、残念と言えば残念なことだったのかもしれない。こういう基準が互いに交点を持つことがないまま、血縁があるというだけでどちらかに合わせるべきだと社会から圧を加え続けられる関係というのはもう、まともな神経では耐えられないと思うのだが、どうして多くの人は見ないふりができるのだろう。

自分はいい人です、をアピールするための、表層的ないい人の仮面ほど気持ち悪いものはない。相手の事情を考慮するという発想すらなく、相手の存在は100%、自分がいい人であるための道具として使われている。もちろん、社会的にはその人が悪いのではなく、気難しく生まれついている私がもう完全に悪いのではある。

けれど、一度その気持ち悪さを感じてしまうと、その人とまともに触れ合うことは難しい。話すこともきつい。実際に蕁麻疹《じんましん》が出てくるレベルできつい。私は認知だけでなく身体も気難しくできていることを、自分で思い知ってまた悲しくなってしまう。自分は常にいい人であると思いたい、そう世間にもアピールしたいという1ミリも傷つきたくないタイプの人は、私に近づかないほうが良いと思う。

私にとって、人が人には見えないことも多い。もちろん視覚は生きているので顔は見えている。けれど、顔よりもその人の感触で相手を見てしまうことが多い。こういう病気を定義することができるのではないかとさえ思う。実際、相手を見て触覚が惹起され、そのせいで関係がうまく築けなかったり、叫びだしたくなったり、時には蕁麻疹さえ出るなんて、健常とするには私はやや外れているのだろうとも思う。

もちろん、相手が満足するいい人の仮面なぞ、自分の気持ち悪ささえ抑えられれば、一瞬でいいなら簡単につくることはできるだろう。けれどそれを、意志の力をもって長期間、保ち続けることは難しい。

過敏な感覚とこだわりと

さらに、もっと私の気難しさが際立つ話かもしれない。どうも、些細なことが気に掛かってしまう。それは例えばウイスキーを飲むとき、グラスの違いで味が変わってしまう、というような話だ。もちろん、グラスそのものに味はない。人間に消化できるようなものではないし、そもそも食べようとしたらくちびるも舌も、口腔内も消化管も傷だらけになってしまう。けれど、グラスの味というのは確実にあるのだ。

その形、立てる音、くちびるに触れた時の絶妙な厚み、温度、舌触りのなめらかさ、すべてが味に影響する。これは器だけでなく、カトラリーや、もっと言えば店の照明や室温や設《しつら》え、従業員、一緒に味わう相手についてさえも同じことが言える。

もちろん、ロジカルな説明もできる。例えば従業員。経験の少ないアルバイトが忙《せわ》しなく、無意味に動き回る店に味の良い店はないと言ってよい。怠けていることを咎められかねない、とビクビクしながら動く若者たちのオペレーションのぎこちなさ、意味のある静止を許さず、無駄な動きをしていなければ働いていることをアピールできない、観察力のないフロアの責任者。強迫的にしかアルバイトを動かせない者が、安全を十分に考慮した美味いものを継続的に出し続けられるだろうか？　少なくとも、効率的なロジスティクスを組めていない可能性は高いだろう。

私には、見えないものの味を過剰に知りたがり、また過敏に捉えすぎ、それで事物を判断しようとする癖がある。でもそれでよいと思っている。

人が捉えている平均的な世界に生きられるのは幸せだろう。しかし、私が持ち合わせている処理装置はそういう入力では満足しないようだから仕方がない。生温《なまぬる》い感想をやんわりと伝え合う、妥協的な関係で構築されている社会の優しさを知らないではない。けれども、そこに周波数を合わせることから得られるメリットがあまりに少ないように思われる。

感覚の過敏さはそのまま美しさや何事かへのこだわりと切れ目なく連続していて、そういう人でなければ通じない話がある。また、自分はそういう人の感覚に信頼を置きたいと思う。とはいえ、時にはそのこだわりをやすやすと乗り越えられる人を一方でうらやましく思いもし、そういう寛容さのある人たちがいるからこそ、自分も生きていくことができるのだと、わかってはいるのだけれど。

待つという能動的選択

友人を選ぶときに、基準となる何かを一つ挙げろと言われたら、待つ楽しみを味わうことができる人かどうか、というのはかなり有力な候補となり得る。

たとえば、見通しのよい道路で、車も全然通っておらず、人もおらず、ガラガラに空いていて、そこでちゃんと信号を守っている人に、なぜ信号を守っているのか聞いてみるというのもいい。この人がただルールに従っているだけで思考停止しているというなら、ひょっとしたら退屈を感じるかもしれないし、もしかしたら見えない場所でもルールを守ることを己に課す、好もしい人と映るかもしれない。

逆に、信号待ちの時間だけでも待つことが苦痛で、遠回りしてでも少しでも進んでいる感覚を味わいたいという変わった人もいるかもしれない。信号を待つ間にも、こうした人間観察をすると、それはただぼーっとしているだけの時を楽しいものに変えてくれる。メタ視点に立つなら、私は「待つ時間を楽しみに変えたいタイプ」である。

こんな人もいた。赤信号を無視せず、ルールを守って、横断歩道の前で立ち続けている。時間に追われて焦っているか、またはせっかちな人が赤信号を無視して何人も道路を渡っていく。それでも、その人たちにつられて信号を無視することはしない。

気になって、この人が信号を待つ理由を、なぜですか？　と聞いてみると、予想外の返事が返ってきた。自分は、ズレを楽しむために、わざわざ赤信号に従ってみるのだという。何事も、早ければ早いほどいいわけではない。自分が赤信号によって止まっている、信号が青になるまでの数十秒の間、そのわずかな時間のズレによって起きるかもしれない運命のいたずらを楽しんでいるんだ、というのだ。

この人は私の直接の知り合いではない。この話を私が見かけたのはネットである。なんという楽しみ方だろう。読んだとき、私もぜひこの考え方を採りいれようと思った。何かを待つ楽しみがより増える。

この運命のズレのおかげで、素敵な友人に出会うことができるかもしれない。混んでいるカフェで偶然、そのタイミングで席が空いて座れるかもしれないし、スーパーで買いたいものが30%引きになるかもしれない。この数十秒を待つことが、自分に何かいいことが起こる未来につながっているという解釈。

この人にとって赤信号で止まるというのは、盲目的にルールを守るという思考停止の所産ではなく、運命を楽しむための能動的な選択なのだ。自分は我慢しているわけではなく、よりよい未来への選択を主体的にしている。だから、信号を無視する誰かを見ても、別に腹が立つことはない。自分は損をしているのではないのだから。

たかが信号待ちの話だけれど、人を観察するには十分ではないだろうか。

極上の孤独は蜜の味

世の中には、一人でいるとストレスが溜まっていく人と、一人でいられないとストレスが溜まっていく人と、2種類の人がいるようだ。ちなみに私はどう考えても後者に分類されてしまうはずだ。

日本は空気を読むことを求められる国であり、誰かといると常に圧力を掛けられてストレスが掛かってくる環境でもある。それゆえに、意外に私と同じように感じて、一人でいることの方を好んでそうしている人は多いのではないかと、心ひそかに思っている。一人でいることは最高のリラクゼーションであり、極上の孤独は蜜の味がする。

コロナ禍の影響で、普段、私のように人と会うことがストレスになるタイプの人たちは、ここぞとばかりに一人でいる時間を増やしたことだろうと思う。

不要不急の外出をバッサリと切り捨て、打ち合わせをはじめとしてできる限りの仕事をオンラインで済ませ、なるべく人に会わないよう外食も会食を避けて一人で行く。孤であることの弊害ばかりが取りざたされるが、孤食の楽しみというのは案外いいものなのだ。食事のおいしさに集中できるし、やたらと相手の顔色をうかがったり、必要以上にマナーを気にすることもない。

何よりも、誰にも邪魔されずにゆっくり勉強できる時間を満喫できるのである。絵を描き、音楽を楽しみ、楽器を練習したりもできる。心ゆくまで思索し、これまでの知識を再構築して、新しい現象の分析をしていくだけでも十分に楽しく、満たされた時間を送ることができる。

かつて、中村修二さんが青色発光ダイオードの研究をはじめたとき、最初はもの珍しさも手伝って人々が訪れたが、次第に誰も来なくなり、ついに一人で過ごす日々が常となったという。中村さんは、これをむしろ喜んだそうだ。研究室で、一人静かに黙々と、誰にも邪魔されずに自分のテーマを追求し続けられるという悦楽を、中村さんは存分に味わっただろうと思う。

ところで、孤独願望を強化する働きをもつホルモンは、男性ホルモンのテストステロンである。この値が高いと、他人から干渉されずに一人で過ごすことを好むようになると考えられている。女性でも、現代社会では、さまざまなストレスによりホルモンバランスが変化してオス化していく傾向が認められている。テストステロンは興奮状態になったり、集中力が高まったり、またイライラしている時など、感情が激しく変化する時に多く分泌されるともいわれる。コロナ禍が拍車をかけているとはいえ、現代はすでに、まさにおひとりさまの時代なのかもしれない。

おひとりさま、というとどこか一人でいることを揶揄するような響きもある。さらにその感覚の強い言葉に「ぼっち」もある。一方、私たちの美意識の中には「孤高の美」というものもある。日本の誇る霊峰・富士がその象徴とされることもあり、私たちは集団の同調圧力を受けやすいようでいながら、一人でいることを美しく尊いことであるとする感性も持ち合わせているのだ。

むしろ、空気を読むことを求められ、同調圧力を強く受ける日々を送らざるを得ない環境にいる私たちだからこそ、孤独の美しさがより尊く貴重なものであると感じるのかもしれない。一人でいることの楽しみ、孤独の美しさを再発見するライフスタイルをふたたび見直すことは、十分に価値のあることではないだろうか。

インナー・ヴォイスと毒親問題

孤独でいると、自分に囁きかける内なる声（インナー・ヴォイス）が悪さをしてくることがある。中年になったせいなのか、私はもうすでにネガティブなインナー・ヴォイスに悩まされることはほとんどなくなってきた。30代前半くらいまではなかなか大変だった。人によっては、年齢が高くなっても悩まされる場合があるかもしれないと思う。

多くの女性たちが仕事を持って自立し、さまざまな選択の自由を持つようになった。そういう時代ですら、あるいは、だからこそ、自分に対して呪いをかけるような声に悩まされるという現象がクローズアップされるようになったのかもしれない。

そして、その内なる声によって、命を絶ってしまう人がいる。誰に殺されるわけでもなく、自分の中の声によって、もう生きていけなくなってしまう人がいるのだ。

インナー・ヴォイスの原因として看過できないのが、「毒親」問題だろう。特に働く30代、40代にとっては、全く異なる価値観の時代を生きた母親との関係に悩む人が多い。「私がこんなにも生きづらいのは、あんな親に育てられたからだ」と、苦しさを吐露する人もいる。自分に呪いをかけ続けるインナー・ヴォイスは、親が自分に対してかけた言葉であることも多い。親の呪縛から解放され、新たな関係を築いていくにはどうしたらいいか。

「毒親」という言葉は、ここ10年ほどで大きな注目を集めるようになってきた。「なぜ自分はこんな人間なのか」という疑問は、昔から誰もが抱えてきた問いだろう。

科学の時代が到来し、遺伝や、脳の発達過程における教育など、親の影響が大きいと皆、どこかで聞きかじりながら育ってきてもいる。そこで「自分の生きづらさは、親のせいではないのか」というマインドに誘導されやすくもなり、親子関係を見つめ直す人も増えている。だからこそ毒親問題がクローズアップされているという現状ももちろんあるだろう。

毒親問題について書こうとするとかならず、一般的すぎる抽象的な話になるか、ケースに寄りすぎたその人の個人的な内的体験にフォーカスすることになるか、バランスがとりにくいという状況に突き当たる。毒親問題というのは、端的に言って、答えが出ない問題なのだ。親がいくら変わったところで自分の内的体験としての深い傷が消え去るわけでもなく、逆に傷の痛みをどうにか処理する方法を覚えて暮らしていっても、些細なきっかけで「変わらない親」の姿を目の当たりにし、フラッシュバックのように悪夢の底に突き落とされてしまうこともある。こんな問題がずっと膠着したまま、時間が過ぎていくように感じてイヤになってしまう人もいるだろう。冷静かつ客観的に見てみれば、考えてもムダだし、非合理的極まりない。親の影響というけれど、たとえ親が死んでしまったとしても、自分の中に厳然と残っていくのだ。

親の呪縛を感じるシーンは「婚活」だろう。結婚相手を探すとき、自分がその人を愛することができるかどうかより、「親が喜びそうな相手」を探してしまう傾向の人がいる。相手と365日過ごすのは自分であり、それなりに判断力のある大人でもあるのに、親の呪いに縛られ、自分の意思決定をしないのだ。

好きで一緒にいて心地よいのはAさん、でもBさんは高収入だし将来性もある——というとき、Bさんを選ぶという選択は、どうなのだろう。「まともな人生」を歩まなきゃと思う、その「まとも」は、結局は親が考える「まとも」ではないのだろうか。

「まともな人生」という呪縛をかけ続けてくる「内なる声」。そこから自分を解放するにはどうしていけばいいのだろう。とらわれてしまう時は、健全な自己肯定感を持てていない場合が多いだろう。まずは形からでも、自分を大事に扱う練習をすることだ。本当にそうしている人は、自分を大切に扱うくせがついていく。例えば、お茶を飲む時にお客さま用のカップを使うとか、誰にも会う予定がなくても「よそ行き」の服やジュエリーをつけるとか。自分はそれに見合う人間だと、自分に教えていくということを一番初めにやらなくてはならない。親がそうしてこなかった分だけ、自分が自分のことを掌中の珠のように大事にする習慣を身に着けることが必要だ。

自己卑下する思考回路は、あまり良い結果を生まない。親から刷り込まれてきただけでなく、社会からの刷り込みもある。毒親になってしまう親自身も、自尊感情は低かっただろう。やはりこれも社会によって傷つけられてきたからなのだろう。

傷つけられた人は、同じだけネガティブな人と引き合ってしまう。「私に会えて嬉しいでしょう?」と自信を持って言える人は可愛い。そして気楽に会える。けれど、傷つけられていて自尊感情が低く、「こんな私に会いに来てくれるなんて、何か目的があるのか」と思ってしまう人は、やり取りをしているだけでも疲れてしまう。健康な人を遠ざけてしまうのだ。少なくとも、「会いに来てくれてありがとう」くらいの自己肯定感を持つことができれば、コミュニケーションの様相もだいぶ変わってくるだろう。

自分との関係の良い人は、誰かとの関係も良くなるものだ。そして、内なる声に悩まされることもなくなっていく。「孤」が怖れの対象ではなくなり、充実し、豊かな孤独を楽しむこともできるようになるだろう。

第七章　女であるということ

女性の寂しさの肌感覚

女性の訴えとしてしばしば聞く不満は、夫が話を聞いてくれない、というところに集約されるように思う。女は基本的には寂しいのだ。

こう書けば、男だって寂しい生き物だ、という言葉が返って来るだろう。しかし、男の寂しさというのは少し違うのではないか。むしろ男性なら通常は、あるいは仕事など集中すべきタスクが他にあるときには、一人になりたい気持ちが強い人が多いのではないか。常に誰かがいることで安心する、女の生理的基盤とは機能的に違う構造を持っているのだから。安心感をもたらすセロトニンの合成能力は、女性では男性の3分の2程度しかない。

もちろん環境条件によっては女でもこういう気持ちを持つこともある。一人になりたいとき、一人の方が安心できるときというのはある。そういうときの孤独というのは決してネガティブな孤独感ではなく、充実していて却って癒されるものだ。

一般的な職場で仕事をする人間として、現代の日本は基本的には女性性を前面に押し出すことがあまり推奨される社会であるとはいえない。どちらかといえば、抑制された女性性をほのかに匂わせるくらいが適切な範囲内であるとして推奨される。時折目にする表現で、私もその感覚に近いものを感じることがあるが、まるで「女のコスプレ」をしているようなものだ。

もともと持っている「自分」や「女」を素のまま出すことはほとんど許されないし、男がそれを受容される場面がそこそこあるのとはかなり状況が違う。現代社会に生きる女は時には「名誉男性」として振る舞う必要すらある。このペルソナのコントロールにはそれなりに熟練が必要で、社会的メッセージを受け取ることによる性ホルモンの分泌の増減が現代女性に生理的な影響を与えているとする報告も散見される。

ひげが生えたり、髪が薄くなったりする現象があるという女性がいるようなのだが、宝塚における男役は男になり切り過ぎるために生理が止まることもあるというから、そういうことがあっても不自然ではないなと思う。

とはいえ、女性が感じる寂しさの肌感覚というのはやはり独特のものがあるだろう。理由のよく分からない漠然とした不安、原因の特定できない哀情。誰かほかにやり取りのできる人がいさえすれば、その不快な感覚は一時的に抑えることができる。終わることがない愁訴の捌け口になるのは最も身近にいる夫（や恋人などのパートナー）になるはずだろうが、その人はこの愁訴が解決されることはないということを既に知っていて、もういくら訴えても付き合ってはくれない。

そんなとき、女性はどうするか。まずは夫が理解してくれることを期待して、不満を直接ぶつけてみたり、怒りの感情をあらわにしてみたり、さまざまな攻撃的な手段を試みるだろう。

しかし、夫の方はさらに嫌気がさしてしまうかもしれない。多くの男性は女性の行動が理解できないはずだ。女性の抱える寂しさを自らは味わったことがないという男性が大半だろうから。それがかなわないとき、女性は夫に受容されることをあきらめ、別の解決法を試みるだろう。解決策は3つほど考えられる。

ひとつは、同じ重さを抱えている友人たちとの感情の共有。

共感しあうことで、ある程度のネガティブ感情は解消できると心理学上はされている。

このバリエーションが、SNSでキラキラしている自分の日常を演出し、共感的な反応を求めるというものだろう。

もうひとつは、その重さに自分自身が気づいてしまわないようにスケジュール帳をいっぱいに埋めること。この方法のつらいところは、スケジュール帳の空白がまるで自身の空白のように感じられてしまうことかもしれない。

最後のひとつは、夫以外のパートナーに心身ともに癒しをもとめることだ。

結婚は合理的か

私の結婚相手はそこそこ容姿の良い人なので、しばしば「旦那さんイケメンですね、いいな」などと言われる。彼は職場が大阪であるので週の半分は家にいないのだが、帰ってきてすらりとした姿を見せてくれるとやはり、おお、かっこいいねと、結婚して12年経ってもまだ感じられるというのは、僥倖というべきなのかもしれない。

とはいえ、イケメンと結婚していていいねと言われてしまうと、どうも釈然としない気持ちにもなってくるのだ。私は、「自分という異様な女を、わざわざ選んで気に入ってくれた旦那ちゃん」という男を気に入って夫にしたのであって、イケメンだから気に入って結婚したのではない。その人格的な部分を丸ごとスルーしてしまうようなニュアンスが、この言葉にはあるように感じられてしまう。

そういう人たちは、イケメンだったら誰にでも、ホイホイ付いていったりするのだろうか。あるいは、イケメンと付き合っていても、別のもっと高収入のイケメンであるとか、よりイケメン度が高い男性というような人がアプローチして来たとしたら、あっさりその相手に乗り換えたりするのだろうか？　このような疑問が次から次へと生じてしまい、頭の中がはてなだらけになってしまう。

結婚相手というのは、下手をすれば24時間365日何十年も一緒に過ごさなければならないかもしれない相手である。ずっと一緒にいるのなら、その人の唯一無二性に魅力を感じるからいる、というのがやはり自然ではないだろうか。どちらかといえば容姿のプライオリティはそう高くはないのではないだろうか？　それに、そんなにイケメンがよいのなら、適当な男性をつかまえて、美容外科にでも送り込んだほうが効率的ではないだろうか。

家族になるというのは、その人の記号的価値だけをピックアップして選べばうまくいくかといえば、そんな単純なものではない。

互いの嫌なところ、弱いところ、それぞれの困った事情を、双方が引き受けられるだけの余裕と実力がなくては立ちゆかない。余裕と実力というのは、心理的余裕であったり、経済的な実力であったりする。これらがなければ、相手の弱さを助けるどころか、自分の弱さですら扱えずに互いに自滅して、結局、二人は相手に依存的に攻撃を繰り返し、傷つけ合う関係に疲れ果ててしまうことになるだろう。

互いの良いところを素敵だと認め合った瞬間が一度はあったのだろうに、それぞれの未熟さゆえに、互いを傷つけ合って終わるのだ。私はそんな関係をごく子どもの時代から身近にこれでもかというほど観察してきて、結婚というものは苦しい修行のようなものだと思ってすらいた。

それなのになぜ結婚しているのかとしばしば問われる。まあ、してみなければわからないよと言ってしまえばそれまでなのだが、利益だけを優先するのであればしないほうがいいことだけは確かだろう。

20世紀の経済学を宗教のように信じ、合理性に基づく関係だけにしか価値がないと言い切ることができる人は、もしかしたら仕事はできる人かもしれない。けれど、結婚はそうではない。欧米諸国での離婚率が高く、日本も3割を超える人が婚姻関係を解消するというのは、巷間、主に高齢の男性たちが主張するような女性の社会進出が根本要因なのではなく、双方が経済合理性だけを求めて結ぶ親密な人間関係というのは成立しえないという、単純な事実の社会的実証に他ならない。私の夫は経済力があるタイプとは言えない。家事のできる人でもない。けれども経済合理性では説明のつかない人間的な余裕という点では圧倒的だ。しかもそれは相手構わず発揮されるものではない。こういう相手とでなければ、私もそもそも結婚には向かない人間であっただろう。

「科学者」でなく「主婦」として評価されるマリー・キュリー

マリー・キュリーは男性でも取るのが困難なノーベル賞を二度も受賞している。夫のピエール・キュリーはノーベル賞はマリーとともに受賞したが、レジオン・ドヌール勲章は辞退しているほどの硬派な物理学者だった。信念の強い男性だったのだろう。マリーはピエールとともにポロニウムとラジウムを立て続けに発見し、ピエールの死後も研究を続けて二度目のノーベル賞を受賞したのだ。

だがこの科学者を、キュリー「夫人」と紹介し、「女性」科学者と呼ぶことに誰も違和感を抱かなかったのだろうか。あまつさえ、主婦としてもどれだけ優れていたのかなどとしばしば取り沙汰されるのは、未成年人口の半分を占める女性たちの未来をどれほど狭めてしまうことか。

マリーとピエールが結婚した時の逸話もよく語られている。経済力のなかった二人は、結婚式のドレスを極力地味なものにして、式で一度きり着るのではなく、実験室にも着ていくことができるような実用的なものにした。新婚旅行は祝儀で購入した自転車での旅行で、旅行から帰るとマリーは真っ先に購入するものとして家計簿を選んだという。

合理的な科学者らしい選択だといえるが、これを美談として、家庭的な良妻賢母でもあった、と彼女を持ち上げるのはいかがなものだろうか。仕事でも一流、家庭の妻としても一流、やはりノーベル賞を受賞したイレーヌ・キュリーを育てた母としても一流、と。確かにすごい業績なのだが、そうできない女たちを、お前たちは怠慢だ、やる気になればできるはずなのにと、男たちが鞭打つための道具として使われてしまっている節がある。

まあ、本気でそう言っている男性がいたとしたなら、勲章をご辞退なさってからならご意見伺いますよ、と返事をすればよいだけなのだけれど。

マリーの結婚生活は長くは続かなかった。離婚ではなく、ピエールが交通事故で帰らぬ人となったのだ。未亡人となったマリーは、その後も質素な生活で家計を維持して、二人の子どもを育て上げた。そのなかで研究を続けたことを立派だと称賛するのはたやすい。けれど、これが男性だったらどうなのだろうといつも考えさせられてしまう。

彼女の家計管理については独自の方法がとられており、家計簿は夫婦それぞれの支出が一目でわかるように別々に記入されていたという。一般的には使う項目別に記述されることが多いだろうが、家族それぞれの使途が細かくチェックできるということから、こうした方法をとったようだ。男性科学者にこういう作業をさせたら、夫の足を引っ張るどんな悪妻かと妻のほうが糾弾されそうなものだが、女性科学者に関して言えば、夫が家計簿をつけたり育児をしたりすることはあまりないようだ。

マリーは放射線に晒され続け、白血病を発症して66歳で亡くなった。

自身が結婚に向いていたかどうかなど、彼女は考える暇もなかったかもしれない。当たり前のように結婚をする時代でもあっただろうし、子どもを育てることも家計の管理も女性の仕事とされていた社会に生きていただろうから、そのことについて疑念を抱いている暇があるなら研究のことを考えていたい、という人でもあったかもしれない。

ただ、もし彼女が男性だったら――歴史にifは禁物、というのを承知の上であえて考えれば――3度目、4度目のノーベル賞もありえたのではないか。女性であっても、もし結婚していなかったら、ということもしばしば頭の端に上ってしまう。不謹慎を承知で書くが、ピエールが早くに亡くなったことで、却って仕事に没頭できたのではないかという可能性についても考えてしまわないでもない。

結論をいえば、マリーは結婚に向かない人ではなかっただろう。家の切り盛りも子育ても人並み以上の結果を出している。そして、このことをもって、仕事と家庭の両立を誰にでもその気になればできることだと、女性を追い詰める道具として使わないでもらいたいと願う。結婚に向いている人がいる以上、向かない人もいる。それを多様性というのであって、どちらかが優れているというものではない。

けれど、論理的でも頭がよいでもない一部の人たちは、社会通念に頭を乗っ取られ、こうあるべきだと他人を追い詰める快楽にいつの間にか中毒してしまう。そんなジャンキーたちに奪われるほど、自分の人生は軽くないはずだと、多くの人が開き直ることができるといいと思うけれど。

理系と女性は両立しない？

なぜか伝統的に理系には女性が少ない。まさか国立大学でも東京医大のように性別が女であるだけで入試の得点から減点されるということはないだろうとは思う。しかし、女性であるだけで「女の子『なのに』数学ができるんだね」と褒められたりしてしまう中で、徐々に私たち女は「理系」であることと「女」であることは両立しないのだという概念を刷り込まれていく。私の周りにも、理系の学部に進学したというだけで、結婚できないかもねえ、というようなことを口にする親族の女性が少なからずいた。実際には、圧倒的に男性が多い環境なので（化学系の学科なら1対10くらい、物理系なら1対50くらいの比で男性が多い）、女性は私のような十人並みの容姿であってもかなりちやほやされるし、むしろ相手に困るということは極めて考えにくいのだが。

ただし、一般的な社会におけるいわゆる「女らしさ」とは異なる資質が、女性であっても要求されるのも確かなことではある。まず自分の意見は堂々と主張する必要があるし、控えめであることがプラスに働くことはほとんどない。扱っているテーマは「女性が好みそうだ」と一般的に思われている内容とはかけ離れている。何より、男性のプライドを傷つけることを何とも思っていない。

全員が全員そうというわけではないとは思うが、真綿で赤ちゃんをくるむようなサービスをおじさま方に提供してくれるクラブのお姉さま方や、どんなに理不尽な行動を繰り返されようが何だろうがにこやかに一歩引いて「賢く」男性を立て続けることを旨とする優秀な秘書の皆様方とは対極にあるのが、理系のゴリゴリの研究者かもしれない。となると、これほど従来の男性たちの理想から遠い存在もいないのではないだろうかと個人的には思ってしまう。

単純に、フラットで対等な関係で、性別はあまり意識することなく楽にコミュニケーションをとりたいだけなのだが、より年配の男性の価値基準で展開される世界の中には、女性に楽をさせることを良しとしない文化が強く根付いているのかもしれない。

理系、つまり自然科学系の領域ですら、ノーベル賞を受賞した研究者にスポットを当てた記事や番組や書籍などで妻の「内助の功」がクローズアップされたりするのだが、そのたびに、日本に住んでいる日本人女性がノーベル賞を取る日は遠いだろうな、とため息をつく。

女性の活躍を支える夫の「内助の功」というのはあまり見られないし、あってもほとんど語られない。もし語られることがあったとしても、まあほとんどの場合は「女の尻に敷かれてかわいそうに」という視点とセットである。

女性に対するステレオタイプ脅威

ドイツの哲学者カントは、驚くべきことにこんな言葉を残している。

「女性が学問的に成功したところで、彼女は冷ややかな尊敬を手にしこそすれ、異性に対して絶大な力をふるう魅力は失う」

18世紀の人であることを差し引いても、思索を生業とする人にしてはおそろしく頭の悪そうな（カント様に対して失礼であることは重々承知の上だが）言葉だなと感じてしまう。ただ、こうした感想を自由に持つことが許されていて、気軽に書いてしまってもあまり咎められる環境にいまの私自身がいないことには幾許《いくばく》かの感謝をしたいと思う。

１９７９年にコロンビア大学ビジネススクールのヘイルマンとサルワタリが行った調査で、外見の良さは女性が高給の事務職で雇用される場合には有利に働くが、管理職として雇用される場合には不利になるということが明らかにされた。

さらにこれに続く研究では、美しい女性はコミュニケーション能力が必要とされる職種では高く評価されるものの、それ以外の職種、例えば決断力を必要とし、強いプレッシャーが掛かっている中、高い指導力を発揮して難局を切り抜けていく、だとか、高度な知識を駆使して独自の研究を進め、見解を発表していく、などといった職種では、むしろ低評価となるということがわかった。

つまり、「女の魅力」と「才能」とは両立しないと思われているというわけだ。

確かに、私の見方が一般的かどうかはさておき（実験では逆のことが示されていたりもする）、「イケメン」であるとどうしても、その才能よりもなんとなく「頭の悪そうなイメージ」の方が先に意識されてしまうような感はなくもない。

しかし、男性側は女性に対して持っているその無自覚の偏見に対してあまりにもナイーブで、そうしたずれたパラダイムの中に自分がいることすら気づいていないような節がある。

この研究をしたグループは、「残念ながら、女性が組織のコアメンバーとして出世していくためには、できるだけ自分を『女性としての魅力に乏しく』『男性的に』見せかける必要がある」と述べている。無論、自分の女らしさを捨てることが組織で出世していくための必要条件になるなど、あってはならないことなのだが、という補足付きではあるけれど。

ただ、「女の魅力」があることで、美しい女性はより得をしている、と考える人は多数派だろう。「美人はそうでない人よりも生涯年収が何千万も高い」という主張をする人もいる。しかし、実際のところはどうなのだろうか？

問題はそうクリアカットではない。複数の研究が、女性では容姿の良さがマイナスに働き、美人は平均的な女性よりも損をしてしまうことがあるとしている。

外見が良いことで性的類型化が起こりやすくなり、このことは男性では確かに有利に働く。男性で性的類型化が起これば「男性的」＝力強く、職務遂行能力が高く、決断力がある、などとみなされる。これらの資質は、仕事上の評価には有利に働く。

一方、女性はそうではない。「女性的」＝消極的であり、堂々としておらず、意欲や決断力に欠け、セクシーすぎる、とみなされてしまう。あるいは、そうであるべきだと暗黙の圧力が異性からばかりでなく同性からも加えられる。そのステレオタイプに当てはまらない、容姿に優れた女性がいたとすると、性格が悪いだの結婚しないだの子どもをつくらないだのと攻撃され、いつの間にかステレオタイプ的に振る舞うように社会が彼女を「洗脳」していく。これをステレオタイプ脅威という。

美人は他の人よりも、人間ではなく記号やモノとして扱われる傾向が強くなる。すると、部下や一兵卒としては良くても、管理職やビジネスパートナーとして適任であるとは思われにくい。

フェイルセーフの女子アナ戦略

女として生まれたことに真っ向から向き合い、そのしんどさと格闘している感のある人として私がいつも想起してしまうのは、田中みな実さんのことだ。

アナウンサーとしての技量、時には自虐的にも振る舞える柔軟さを備えた場の収め方、また新しい挑戦としての女優業も「怪演」と声が上がるほどに評価されており、30代に入ってから写真集にも挑むという中できっちりと身体を仕上げ、魅せる仕掛けにこれでもかと真剣そのもので取り組む様子は、その姿それ自体が生きるアートのようだ。

女は頑張っている女のことが好きだ、ということをきちんと踏まえた上で、その努力のプロセス一つさえ無駄にしない。潔く、度胸のある人で、もう圧巻である。自分をここまで表現し切るというのは、なかなかできるものではない。

実は以前、彼女と話す機会があり、かなり突っ込んだ話もした。ざっくりいうと、女子アナの出口戦略、といったような内容と言えば概ね正しいだろう。

仕事と家庭の両立、というのはそれぞれのスタイルがあり正解がない。家庭を持つことが良いとも悪いとも言い難い時代だ。もちろん家庭を持つことの喜びを味わいたいという気持ちはごく自然なもので、彼女にもその願望がある。

ただ、これは望ましい結末を得るのに、一人で努力できる要素以外の因子の占める割合が大き過ぎる。この点が、一般的に結婚と家庭生活に関わる諸問題をややこしくしている。自分の努力または工夫だけで何とかなる課題は、ある意味やさしい。コントロールするのは自分一人で済むからだ。

しかし相手がある問題はそうはいかない。自分一人をかなりの精度でコントロールできる、思考の腕力とでも言うべき力の強い人なら、よりその「ままならなさ」に疲弊させられてしまうだろう。家族や恋人と言っても他人であり、どれほど愛して信頼していても、別の意思決定機構を持った個人なのだ。

克己心にあふれ、努力できる人であればあるほど、誰かと一緒に生きていくのは骨が折れるはずだ。女性側がそうしたパーソナリティを持っているなら、どう見積もっても自分ほどは頑張れない、能力に劣る男たちをどう扱うか思い悩む。そんなパターンをかなりの数見てきたように思う。

男側は男側で、優位に立っていなければ足元が基礎から揺らぐような不安に駆られるものだろうし、女には勝てないと口では言っていても本当に勝てないとなった場合に見せるプリミティブな暴力性や自尊感情の際限ない毀損を抑制するのも難しいだろう。

才能と美貌という武器があれば有利に物事を運ぶことができるのか……というと、女の場合はむしろ、ハンディキャップになってしまうことすらある。いろいろな人を見てきてそう思うが、田中みな実さんという女性は見事にこれを自分の弱点として捉え発信することで、多くのファンの心を摑んだ。

彼女は仕事よりも家庭に生きたいと言う。これほどよくできる人であれば、それはより困難な課題への挑戦だろうと思う。ただ、柔軟に適応戦略を変えられる、みな実さんくらい器用で頭の良い人であれば、もしかしたらうまくこなすことができるのかもしれない。仮にうまくいかずとも、またそれを上手に活かして次の戦略につなげていくことができるとすれば、実によく考えられたフェイルセーフの一手ともいえる。

銃と男とテストステロン

銃を手にするだけで、男性の唾液中のテストステロン濃度が100倍にも上昇するということが米国の研究者の実験で示されている。テストステロンは改めて説明するまでもないだろうが、男性ホルモンの一種であり、性欲や攻撃性や意欲を高めるという性質を持っている。

この代謝産物であるジヒドロテストステロンは頭髪の毛根に作用するようで、男性の薄毛の原因になると言われている。南欧などで頭髪の薄い男性がセクシーだと女性たちからプラスの評価を与えられることがあるが、男性としての夜の能力の高さがその頭髪の薄さから見込めるので、ということらしい。

テストステロンは、アルファベットではtestosteroneと書く。ラテン語で睾丸のことをtestisといい、その睾丸で作られるステロイドホルモン、ということでこうした命名がされているのである。

このホルモンは銃を持つ以外にも、筋力トレーニングや闘争状態、ステディでない相手との性行動、いわゆる不倫などによっても分泌が促される。興味深い例では、高級スポーツカーに乗ると濃度が上昇する、というデータもある。ファミリーセダンでは上昇しづらいというのがまた面白い。

私たちが普段目にしているのは、かつてヒトが生き延びるために身につけてきた性質の名残が断片化されたものである。都市生活をしている限りにおいては、人間関係の基本にある骨格が浮き彫りにされる事態に出会うことはあまりない。

もしもそんな場面に出会ったとしたら、特に暴力や性差といった側面が見え隠れするようなシーンだったとしたら、多くの人はそれに強い嫌悪感と興味とを同時に示す（メディアは経験的にこの性質を利用してビジネスをしている）。

女であれば誰でも、少なくとも一度や二度は、女であることそのもののせいで嫌な目に遭ったことがあるはずだ。

銃を手にする男が多くいる現場に行き合わせたとしたら、女性は、まずは自分が否応なく女であるという事実に耐えなければならないだろう。女であるということから来る、あからさまな好奇の視線、差別以前の、モノ扱いされる感覚、視姦してくるかのようなしつこい視線。少なくとも、お説教をする快楽を搾取されているのは女側がほとんどだろうと思う。これに抵抗すれば生意気だ、といわれ、女のくせに子どもを産まないのか、結婚をしないのか、旦那の仕事は、などと男の負け惜しみが始まるわけだ。

もちろんテストステロンが出る環境では、男同士の妬み合い、口撃、足の引っ張り合いも生じやすい。それを蚊帳の外から観察するのも面白いものだ。接待ハンティングのような場面ではこうしたシーンが多くあって、お好きな人は黒い楽しみを存分に味わえるかもしれない。

とはいえ女には、男から投げられてくる面倒な視線を誘導してうまく処理するスキルが要る。こうした独特の気配が濃厚に感じられる環境では、それを避ける力と知恵も必要だが、ここで勝ち上がろうとするなら、あえてこれを利用して、自分を有利な立場にもっていく工夫も求められてくる。

女には二つの選択肢がある。女であることを感じさせないように生きる回避的な方法と、テストステロンが充満している男たちの、女への視線を利用する戦略。

私も強い印象のアッシュブロンドにしている髪を、自然な黒に染め戻し、もうすこし長く伸ばして、場合によっては網タイツを穿いたりしたほうがいいんだろうか、という気分になる日もないではない。もちろん、これが女としてというよりも、自分の承認欲求の根深さからくる思いであることは、反省込みで自覚している。

まあ、こんな心の軋みを感じさせてくれる環境が、私はそう嫌いではない。生きるということは、軋みを慈しみながら日々を過ごしていくことだろうから。

第八章　言語と時間について

「始めに言葉ありき」の解釈

人間の脳に言語野と呼ばれる領域があることは広く知られていることだと認識しているが、この領域は損傷すると言語の使用に不自由が生じる。さらに言語野の中でも、場所によって担う機能が違う。

例えば、側頭葉後方のウェルニッケ野。ここは、言語の理解を担当している。この領野が損傷しても、発する言葉の流暢性は失われない。だが、その言葉はまるで意味を成さないのだ。まるで『フィネガンズ・ウェイク』や、『鏡の国のアリス』のジャバウォックの詩のような感じだといえば想像がつくだろうか。

意味がありそうでいてない、不明瞭な、言葉になり損ねた音韻の連なりが次から次へと流れては消えていく。調性や意味を持たない現代音楽のようなこの奇妙な〝失語〟は、症候とはいえどこかアーティスティックですらある。

こうした例を含めた様々なタイプの失語がある、という事実が端的に示しているのは、私たちが言語音を発するのと、理解可能な話をするのとは、まったく別の機能であるということだ。言語音を発するだけなら、オウムなど、特定の種の鳥にでもできること。しかし、言葉を使って理解し合う、共通の認識を持つ、互いの存在を認め合う、というのは、実際には非常に高度な脳の働きを必要としているのだ。面白いことに、共感する、空気を読む、といった機能も、ウェルニッケ野の存在する側頭葉の一部が担っている。

あなたが「ある」と思っている何かが、私にも「ある」と感じられる。これを私たちは、共感、と呼ぶ。みんなが「ある」と思っているなら、自分も「ある」と思っているように振る舞わなければならない。これを、空気を読む、という。『裸の王様』という童話はこの現象をわかりやすく描いた物語といえる。

さてそれでは、本来は存在しないのに、みんながそれを「ある」かのように振る舞う、そんな状態を、人為的に作り上げることができたとしたら。

それは本当に、実現してしまうのだ。たとえばプラセボがそうだ。この薬を飲めば治りますよ。ないはずの薬効が「ある」かのように医師が振る舞う。患者は、「ある」と感じなければならないような気がする。そして本当に効いてしまう。3割の人にはこの効果が現れる。

　逆のパターンもある。この薬を塗っておくとちょっと痛みが出ますけど我慢してくださいね。ないはずの痛みが「ある」かのように感じられる。言葉によって脳が変わる。すると、現実が変容させられてしまう。実に面白いものだと思う。

　これは、ブランドイメージというもの全般に言えることだ。影響力を持った人々が「この製品は素晴らしい」「このレストランは素晴らしい」……等々と非言語的メッセージも含めて発信することが、どれほど人々の心理を左右することか。多くの人がその価値を望み（その望みの底層には拭い去りがたい、ヒトの承認欲求が流れている）、購買意欲は高まっていき、ひいては、経済の実体まで大きく動いてしまう。世界のトップブランドを擁する国が複数の側面で優位に立てることは論を俟《ま》たないだろう。

　歴史にもそうした側面がある。歴史とはシンプルな事実の積み重ねである一方で、権力者の都合の良い物語として創作され続けて来た面があることは、私が指摘するまでもない。

　新約聖書の「ヨハネによる福音書」の冒頭の記述に、この世は神の言葉によって作られたということを意味する表現として「始めに言葉ありき」という文章が登場する。この解釈は複数唱えられているが、「世界のあらゆるものは全て言葉によって成っている」という解釈が妥当であると多くの人には受け止められているようだ。

言ったことが本当になる世界。言霊というものの存在とその力に、私たちはもうすこし自覚的であってもいいのかもしれない。

人は真実など欲していない

2000年ごろだったと思うが、某巨大匿名掲示板に「鮫島事件」という、「何らかの理由で真実が隠蔽されており絶対に語ってはならない内容である」という文脈で語られる事案が存在した。読み手の興味を掻き立てるような文面で、22世紀を目指す名無しさん、という投稿者名のもと、以下のような書き込みがされた。

ここはラウンジでは半ば伝説となった「鮫島スレ」について語るスレッドです。知らない方も多いと思いますが、2ちゃんねる歴が長い方は覚えてる人も多いと思います。

かくいう俺も「鮫島スレ」を見てから2ちゃんねるにはまった
ひとりでして、あれを見たときのショックは今でも覚えています。
誰かあのスレ保存してる人いますか？

これに呼応して、「『鮫島事件』を知っている」と自称する人物が次々に断片的な情報を投稿し、またそれに対して、「あの事件のことを語るのは危険だからやめろ」などという投稿もなされた。そして、この話は長く本筋が語られることなく付加的な情報が次々と書き込まれて蓄積されていき、限局的ではあるが一種の社会現象のような様相を見せた（その現象そのものを「鮫島事件」と呼んでも良いかもしれない）。２０１１年と２０２０年には、「鮫島事件」を題材にした映画も公開された。

後に、これは発端となる書き込みと、それに対する質問をした人物のＩＤが一致するということで、書き込みをした本人が架空の事件をでっちあげたということを告白し、「鮫島事件」は自作自演のいたずらであったことが明らかにされたのだが、それでも「鮫島事件」が終息することはなかった。

人は、日常から抜け出すために、何か非日常の出来事があってほしいと常に思っている。ただし、それが自分の身にリスクをもたらすものでないことが条件だ。誰かがただ死ぬだけでは事件にはならず、そこに何らかの物語がなければならない。その物語は、感動であったり、昔はこうだった、あるある、など人の共感を誘うものであったり、俺も一言いいたい、という承認欲求を満たさせる構造であったり、という性質を備えている必要がある。人の関心の有りようとはこういうものだ。

演出だけで事件をつくり、目くらましの情報を次々に付加する。最終的に、真実に到達することがないように誘導する。読者が連れて行かれる先は、快感の海である。感動や共感や承認という蜜に満たされた快楽の海だ。

人間は、真実などまるで欲していないのである。真実を大切にしているようでいて、実際にはその価値はまったく認められていない。人間が欲するのは、「真実らしく見える何か」であり、「自分の不安をなだめられ、あわよくば快感を得られる情報」である。さらに言えば、その情報が真実かどうかを吟味する術を持たないので、情報そのものよりも、真実らしい情報を発する人間の「肩書き」や「過去の事績」を重要視するという傾向もある。

こんなに重い例ではなくても、私たちの現実がいかに言葉に左右されていることか、例を挙げようとすればいくらでも出てくる。食事、書籍、音楽、美術作品、旅行先、人の容姿……どんなものについてもこの現象は起きる。また、言葉によって誰かに伝えているうちに、その内容が変化してしまう伝言ゲーム状態を思い出してみてもらうのもいい。これは、語りによる記憶の変容が起きているのだ。

こうした、人の認知の興味深いあいまいさは、言葉の発達によってもたらされた。フォトメモリーと言語によって抽象化する能力はトレードオフなのではないかと考えられている。言語を持っている特殊な生物である私たちの見ている世界は、決してあるがままの世界ではない。言葉が支配し、言葉の上に創造された、言葉が事物を自在に変容させてしまう世界の中に、私たちは生きている。

ネガティブ感情とストレスホルモン

オカルトみたいな話で、どうも気が引けるけれど、子どもの頃から、あの人がいなくなればいいのにな、と思うといつの間にかその人が病気になってしまったり、その人が消えてしまえばいいのにと強く思うと本当に死んでしまったりしたことがあった。

もちろん、偶然だろうと思ってはいる。けれど、説明をつけることができなくもない。

誰かが心ひそかに他の誰かを妬み、その人の排除と失脚を望んだところで、普通は、ほとんど何も起きることはない。何か起きたところで、その思いと現実に起きている現象とを結びつけられるような科学的な根拠はどこにもない、はずである。思いだけで誰かにダメージを与えるためには、まずどうやってそれを実現するのかを考えなくてはならないが、現実的に妥当な手段を使うとなると、やはり困難だろう。

ただ、一つだけ方法があるとすれば極めて単純で、相手に自分の悪意を伝えることである。

相手を妬み、引き摺り下ろしたいという気持ちをどのようにしてか相手に伝わるようにしてしまえば、それだけで相手にとっては大きなダメージとなる。親しいと思っていた誰かの呪いの標的が自分である、と知っただけで、人によっては立ち直れないほどの痛みを感じるだろう。

ブードゥー教の呪いはまさにこのメカニズムを応用したものだ。ただ単に呪っただけでは効力は現れない。しかし相手が、「自分が力のある呪術師から呪いをかけられている」と知ったとき、死が訪れるのである。

これは、その呪いに「効力がある」と信じられている地域でより顕著にみられる現象であるという。つまり、呪いの効力と、相手の悪意を素直に信じるという認知メカニズムが、自らを殺そうとする方向に働いてしまうということになる。

私がかつて、死ねばいいのに、と思っていた人は、もしかしたら私の悪意をどこかで感じ取ってしまっていたのかもしれない、と考えることもできる。生きていたら、その痛みについて、聞いてみたかったなと思わないでもない。でも、一度そんな風に思ってしまって、その思いが伝わってしまった相手なのだとしたら、やっぱりもう、会うのは難しいかもしれないとも思う。

悪意を向けられている、と感じる時に脳はどうなるのか。まず、ストレスホルモンが分泌される一方で、オキシトシンの濃度は上がらない。すると、脳は萎縮する方向へ向かい、また全身のどこかにある創傷は治りにくくなる。さらにいうのであれば、オキシトシン濃度が上がらないことで免疫力も落ちるので、感染症にもかかりやすくなってしまう。自律神経のバランスも取れなくなっていく。となると、どうだろう。その人の健康にはかなりの負の影響がありそうな気がしてこないだろうか？

そこへ、もう一押し何らかの理由があれば、本当に命を奪ってしまうほどのダメージとなり得るのではないか。思いと現象を結びつける科学的な証拠はないといったが、ネガティブな感情を相手に知らしめることができた場合だけは、説明がついてしまうのだ。

急急如律令と建設的批判

SNSが発達して、呪いを向けられていることが明らかにわかりやすい時代になった。誰かが自分を恨んだり、嘲笑したり、できればいなくなってほしいと思ったりしている。そのことがちょっとうっかりしていると自分に染み出してくる。呪いをかける側としては、やりやすい時代になったということもできるだろう。

現代の「急急如律令《きゅうきゅうにょりつりょう》」に相当する呪いを払う方法はあるのだろうか。

呪いをかけようとしている人の悪意を感じ取った瞬間に影響がでる、というのはなぜなのか、という点にヒントがある。つまり、感じ取らなければいい。もしくは、感じ取っても受け流す術をマスターすればいい、ということになる。

例えばこんなやり方を提唱している人がいる。

自分の前に、強力な防弾ガラスがある、とイメージしてみる。その防弾ガラスはどんな悪意も跳ね返すことができる。あなたは、それによって完全に守られている。外で何が起こっているのか、外の人が何をしようとしているのかを、知ることはできる。しかし、その人たちがあなたに向かって発する感情や気分はあなたにぶつかってくることはない。防弾ガラスに当たって跳ね返ってしまう。その防弾ガラスのこちら側で、あなたの繊細な部分は傷つくことなく大事に守られている。そのことを心ゆくまで感じ、味わってみよう。安心して、温かい気持ちになることができただろうか？

この一連の流れを繰り返して、自然に行えるようトレーニングする。どれほど悪意が向けられても、自分は安全で力強く、適切に処理能力を発揮することができるという状態を瞬時に作り出せるように、自分自身に覚えさせていくのである。やや筋力トレーニングに似たところがあるかもしれない。

急急如律令と文字に書いたり口に出したりする効果は、なんとまあ、認知心理学的な方法でだいたい出せるのである。うまくすれば、自在に誰かの悪意から自らの心身を守ることが可能だ。

この発想で行くなら、筋の通った批判ですら特に受け入れる必要はない。よく人は、事実無根の中傷は回避できるという。しかし、歪んだ正義を盾にした「建設的な批判」こそが毒なのだ。あなたの心という城の主人はあなただけれど、その主導権を奪おうとして相手は躍起になっている。主導権を奪うためのギミックとしては、主人を不安がらせることが最も効果的である。筋の通った批判を特に受け入れたところであなたの在り方はさほど変わらない。むしろ、受け入れて動揺してしまうことによって、アウトプットの質が下がる可能性も大いにあるのなら、最初から受け入れずに、なかったものとして処理するほうがよほどシンプルで、無駄がない。

仮説としての普遍物語

物語を持たない民族は滅びる、と夢枕獏さんが、ある番組で共演させていただいた時におっしゃっていたのがずっと印象に残っている。

ノーム・チョムスキーが『Syntactic Structures』（１９５７年）で提唱した、普遍文法という概念がある。これは、特に障害がない限りはすべての人間が生まれながらにして共通の、普遍的な言語機能を備えているとする理論である。つまり世界中に存在するあらゆる言語は、生得的に持つ普遍的な文法で説明できるということだ。

脳における言語野の構造と機能の研究から、人間が言語を身につける以前の状態で、言語の獲得を可能にする、言語獲得装置（ＬＡＤ）と呼ばれるメカニズムを脳の中に持つことが明らかにされてきた。チョムスキアンにとっては、近年の言語を対象とした脳科学の目覚ましい進展ぶりには心ときめくものがあったに違いない。複雑な言語体系は、他の動物が獲得することのない、人間に固有のものであるから、その生理的な起源を探るのは長らく困難であった。しかしながら、脳機能の計測技術が発達したことで、私たちはその果実を知的資産として味わうことができるようになったのである。

普遍文法が存在するように、より高次の、普遍物語（universal narrative）とでもいうべき概念を仮説として想定してみることができる。すると、多くの事象の説明がつく。たとえば、交通手段に乏しく、交流しているとはにわかには考えがたい世界中の複数の土地に、似た構造の神話、あるいは民話が存在する、ということ。そして、同じ構造を持った物語が、繰り返し形を変えて、それぞれの地域社会で人気を博し、受け入れられ続けていくということ。違う文化を持っている人々が、同じ構造の物語に等しく怒り、笑い、涙するということ。

この仮説はかなり魅力的なものではないかと思う。特に創作活動をする人にはもちろんそそられる話であろうし、人の心を動かそうと考えるすべての人にとって、その構造を把握して戦略を練る方法論は、何にも優先して自家薬籠中のものとしたいところだろう。

もちろんそうした応用編ばかりではなく、そもそも人間そのものを知りたいと考え、ただ知的好奇心を満たすだけのアカデミックオリエンテッドな目的であったとしても、十分に面白みのあるトピックではないかと思う。ただこれを理論として展開していくには、材料も足りず方法論も未成熟なのが残念なところだ。

自我とディスコミュニケーション

私が大学院の時に所属していた講座は「音声言語医学」という名前の教室で、その名のとおり、音声と言語に関する研究を主として行う研究室だった。大学院生時代の指導教官は、ピーター・ブリューゲルの『バベルの塔』をＰＣの壁紙にしていたのを覚えている。説明するまでもないと思うが、念のため。

バベルの塔とは、旧約聖書創世記第11章に登場する物語の中で、洪水を生き延びたノアの子孫ニムロデ王が自身の力を誇示する為に築こうとした伝説の塔のこと。こうした驕りに神は怒り、建設を止めるために人々の言葉を混乱させた。世界中の言語が誕生したのはこのことが起源である、というのがこの物語の趣意である。

私の研究テーマも、聴覚を介した言語認知に関するもので、単なる空気の振動である音刺激が、中枢神経系ではどのような経路をたどって「言葉」となり、意味や、意思となっていくのか、という問題の端緒を探ろうとしたものだった。

言語研究の特殊性は、何よりもまず動物実験が不可能であるというところにある。言語を使うのは人間だけに限られており、他種の生物では音声を介したコミュニケーションはなされていても、言語のように複雑な構造を持ち、緻密な意味を精細に伝えることのできる手段を使用している生物はほぼいないといっていいだろう。つまり、脳を直接、外科的な方法を用いて操作したり、遺伝子を改変したりすることはまず倫理的にはゆるされず、研究を進めるにあたって採用できる実験手法は、脳に傷や不可逆的な影響を与えないことが認められている非侵襲的なものに限られるということである。

こうした厳しい条件の中ではあるが、90年代の終わりに興味深い報告がなされている。KE家という、3世代にわたる遺伝性の言語障害を持つ家系についての研究で、この家族の詳細な調査を行った結果、この障害は優性遺伝することが分かったというのだ。綿密な解析の結果、FOXP2というタンパク質の遺伝子に突然変異があるときに障害は発現するということ、障害を持った患者の脳機能イメージングの結果から、異常は発話に関する領域と大脳基底核に起きていることが示された。

ＦＯＸＰ２は進化的によく保存されており、チンパンジーと人間ではたった２アミノ酸の違いしかなく、この違いが、言語を使うことができるかどうかを分ける分水嶺になっているのかもしれないという可能性についての議論も活発に行われている。さらに、ネアンデルタール人と我々現生人類は、同じバージョンのＦＯＸＰ２を持っているということもわかっている。現生人類のゲノムにはネアンデルタール人の遺伝子が数パーセント含まれていることが明らかになっており、過去に交配があったことが示唆されるが、彼らとの間に言葉が通じたのかどうか、通じたとすれば、言語コミュニケーションがどのように行われていたのか、等々、想像を巡らせてみるのもまた心躍る試みだろう。

言葉が通じない、ということを私たちは２通りの意味で使っている。互いが異なる２つの言語を母語としていて、互いの言語の理解が困難であるとき、私たちは言葉が通じないという。一方、同じ言語を母語としていても、互いの意思疎通が困難であるとき、同じように私たちは言葉が通じないという。

前者の場合、言語そのものの理解は困難でも、非言語的コミュニケーションによって互いの意図を理解することができる場合がある。あるいは幸せな誤解による協調関係の構築が可能なこともある。後者の場合は逆で、言語があることで、嘘をつくことも可能になり、嘘をついている可能性についての推測が行われることがディスコミュニケーションにつながることもある。

水棲の哺乳類たちとのやり取りは言語を介さないから心豊かにいられるのだろうか。それともやり取りができているというのは完全な幻想であって、あれは単なる自問自答に過ぎず、鏡を見ながら自慰行為をしているようなものなのだろうか。

バベルの塔の物語が示していることは単に言語体系の離散という話でなく、ヒトに自我が生じたことによるディスコミュニケーションの過程を神の意思に仮託したものと解釈することもできるだろう。世界に数十億いる人々は互いに異なる思いを持ち、別々の世界を見ている。世界は誤解に満ちていて、その思いを完全に共有することは困難だ。残酷かもしれないが、それが現実だ。

しかし、そんな世界に挑むようにして、私たちの脳は言葉を産み出してもいる。言葉は、不完全かもしれないが、本質的に通じることのない各個体の世界をわずかでも結ぼうとする、生命の根源的な希求の果てに生まれた奇跡の結晶のようなものなのかもしれない。

双子語と個人語

「双子語」という現象がある。双子の実に40％に見られるという話もある。英語では、クリプトフェイジア（cryptophasia）という。これは、双子の間でのみ独自に使用される言語のことで、母語とは異なる、双子にしか通じない独特の単語や文法体系を持つ。

出生から複数の言語にさらされたり、大人たちのコミュニケーションに触れる機会が少なく、ある種の隔絶された環境にある子どもたちが、長期にわたって双子語を発達させることが多いといわれる。

双子語は、通常は比較的幼いうちに消失してしまい、周囲の人間が使っている言語のひとつまたはいくつかを使い始めることになるようではある。しかし、学校に通わせてもらえなかったなど、場合によっては10歳前後まで双子語を使い続けることもあるという。親は、双子語を話しているのを体裁が悪いと思うのか気味悪く感じるのか、あまり外には話したがらず、やめさせようとするという例もあるようだ。

イギリス人の双子、ジューンとジェニファーは、10代になっても双子語を使っていたという。この双子は、放火犯としても知られている。言語体系を共有しているということは、認知構造の一部を共有しているということでもある。参照すべき認知的な、もっといえば倫理的な基準が外部化されているということにもつながるだろう。とすれば、踏み越えてはならない一線を越えることも、一般的な育ち方をした者と比べるとずいぶんとたやすいものなのかもしれない。

　双子語は二人の間で交わされる閉じたコミュニケーションを支えるものだが、もっと閉じたコミュニケーションの存在を表す術語もある。個人語、と呼ばれるものがそれだ。個人言語とも、個人方言とも呼ばれることがある。英語ではイディオレクト（idiolect）といい、個人特有の言語の用法のことである。この語は、「自分の、個人的な、私的な、特有の、分離した、異なる」の意であるギリシャ語由来の接頭辞 idio- と、古代ギリシャ語の λέγω, légō（私は話す）から派生した接尾辞 -lect からなる語である。

　語彙に関しては、個人の独特の用法というのはしばしば観察されるが、文字言語だけでなく、発話にもみられ、文法、発音にまでも独自の用法が使われているというのが、個人語の面白いところだろう。言語の多様性のひとつではあるが、方言が主として地域的に限局されたある集団の間で共有されている言語的特徴であるのに対し、個人語はこれとは別物であると説明される。

　言語は、文の構成、単語の選択、文体の表現などの要素が含まれるが、個人語では、これらの要素が固有の用法により使い分けられている。ごく特殊なものというよりは、誰しもがどこかで見聞きしたことがあろうものでもある。人はそれぞれ、使用する言語、社会経済的な地位、地理的な位置によって、固有の個人語を持っている。

個人語の面白い応用方法としては、ある文章を誰が書いたのか、そのテキストの特徴から、どの個人が作成したものなのかを、テキストのスタイルとその個人のイディオレクトを比較することで特定するという試みである。

一例としては、1995年にまで遡るが、メキシコ政府が法執行機関の犯罪者プロファイリングに応用したケースが知られており、これは、法言語学がイディオレクトを適用した初期の成功例とされている。分析したのはマックス・アペドールで、ある人物の文体を分析し、その結果に基づいて、彼がサパティスタ運動の指導者であるサブコマンダンテ・マルコスであることを特定した。メキシコ政府はマルコスが危険なゲリラであるとみなしていたが、アペドールは彼が平和主義者であることを政府に納得させたのである。

今後、ますますデジタル的に文章が記述されるようになっていく世界では、こうしたフォレンジックなアプローチが有効になる場面はさらに増えていくだろう。イディオレクトとは、いわば、文章そのものにつけられた指紋のようなものだ。

そんなイディオレクトを好んで、文章をわざわざ探して読んでくれたり、話を聞こうとしてくれたりというのはうれしいものだ。できれば、互いにそれを好ましく思う相手と、過ごしたいものだと思う。

「ヴァルダロの恋人たち」の時間

北イタリア、マントヴァ近郊の遺跡で2体の成人の化石が発見された、というニュースがしばしば流れてくる。同じ記事なのだが、期間をおいて、周期的に表示されるのだ。こんなに繰り返し話題になるのは、この手の話がどれほど人々の感情を動かし、心に刺さるものであるか、ということでもある。おそらく、2体の骨が抱き合った状態で見つかったという点が重要なのだろう。

抱き合っている状態というのは、お互いを見つめあい（もちろん、すでに互いの眼球は失われて久しいが）、腕と脚をからませ合った状態で、ということである。時代はおよそ5000年から6000年前のもので、そのころに土中に埋もれたもの、という計測結果が示されている。化石は歯がかなり残っているという特徴があり、つまり、2体が若い人物だったことを示していると考えられている。

この化石は「ヴァルダロの恋人たち」と呼ばれている。向かって左側の、男性とみられる化石の背骨には、矢が刺さった跡があるのだという。一方、右側の、女性とみられる化石には、頭部に矢が刺さった跡がみられるという。当時何があったのか、知る由もないが、当該地域で大規模な戦闘でもあったのだろうか。5000年前、このあたりでは、移動しながら狩りをする人々が暮らしていたと考えられている。

研究者によれば、母親が子どもを抱える遺体の化石はよくあるものだという。しかし、カップルが抱き合ったままで見つかるというのは珍しいそうだ。

ロマンティック過ぎる、と言う人もいるかもしれない。正直、自分もそう思わないでもない部類の人間のうちの一人であるといっていい。愛している相手とはいえ、何千年も抱き合ったままでいるというのは、どんな気分だろう。数千年どころか、結婚しても5年ともたない人がかなりの割合でいるというのに。

けれども、現代でも、ずっと一緒にいたいといって心中を企図する人もいるのだ。十数年前にニュースになったものだが、77歳の夫と76歳の妻が睡眠薬などを服用して心中したと報じられたことがあった。

高齢夫婦が自殺したのは東京都にある、とある団地の一室である。見つかったのは、死後1週間程度が経過したとみられる夫婦の遺体と、便箋に「ずっと一緒にいたかった」と書かれた夫婦連名の遺書だった。外傷はなく、妻の体内からは睡眠薬が、夫からは殺虫剤が検出されたという。

夫は、入所していた特別養護老人ホームから一時帰宅中だったという。妻は自宅で生活しており、夫婦は離れればなれの生活を送っていた。夫は以前から足が不自由で車椅子生活であり、身の回りの世話をしていた妻もぜんそくなどの持病を抱えていたそうだ。年齢的にも夫の介護が難しくなっていたという。近所付き合いは少なく、いわば、家族の閉じた繭の中で暮らしていたような様子であったのかもしれない。

夫がホームに入所した後は、妻は数日間の短期入所などで夫に会いにいっていたそうだ。ホームの職員は「二人で一緒にいたいね」と話す姿を見ていたというが、妻は介護が必要なほどの体力の衰えは見られず、二人での入所が認められる可能性は少なかったようだ。そして、夫が10日間の予定で一時帰宅した際、夫婦が一緒に20年以上暮らしたなじみ深い家で、ともに命を絶ったのである。

介護制度の不備や、社会構造のひずみを嘆くべきだろうか。テレビ番組のコメンテーターとしては、そんな風に答えなければならないかもしれない。けれど、高齢になるまでこうして一緒にいたいと思えるなんて、いったいどんな美しいコミュニケーションが積み重ねられ、どんなに静かで優しい時間がこの二人の間に流れていたのだろうと、つい想像を巡らせてしまう。もしかしたら、こんな二人の間では双子語に似た、「夫婦語」のようなものが生成される可能性もあるのではないだろうか。

「話が通じる」という奇跡

犬笛を吹く、という言い回しがある。このフレーズを好む人たちが文章を扱う人たちの界隈には少なくないのだなと思う。

わからないではない。誰か一人でも理解してくれる人がいれば、という気持ちを自ら支えにして仕事を進める人たちでもあるし、直截的な物言いがわざわいして筆を折らざるを得ない立場に追いやられてしまうこともあるから、重奏的に言葉を扱うことに長《た》けていくのは必然であろう。

当然、犬笛を聞くことのできない人の言い分などは拾っている暇もないだろう。私もこの感覚そのものは嫌いではない。むしろ好む方ですらあるかもしれない。けれど、この言い方をする人を目の当たりにするとき、ああ、この人は大衆を馬鹿にしている人なのかな……とどこか引いた目線でその人を見てしまう自分もいる。

わからない奴は放っておけ、わかる奴にだけわかればいい。その符丁を使えること、そうしてコミュニケーションを取れることこそが、ワンランク上のやり方なんだ、とでも言わんばかりの、何とも名状しがたいスノビズムのようなものを感じて、鼻白んでしまう。それこそアカデミックな場にもこのタイプの人が少なからずいるように思う。

まあ、多くの場合、私もそっち側の人間だと認識されてしまうのであろうことは、もちろんわかっている。私がいくら否定したところで、常にお前も無意識に人を見下す視点に立っているじゃないか、と多くの人は冷ややかな目を向けるだろう。

こんなことなんて考えずに、わかる人とだけ、心ゆくまで繊細で奥行きのあるコミュニケーションを取ることができたらどんなにいいだろうと思う。ネットのコミュニケーションはあまりそれには向いていない。奥行きなんていう概念すら理解しないのではないかと思われるような、脊髄反射的ないわゆる「クソリプ」と呼ばれる応答（この言葉自体も嫌いだが）が目に入るともうそれだけで、人間の知性というのはこんなものかと失望してしまう。

話が通じる、というのは実は奇跡とも言えるようなことなのだ。共通の言語体系を有しているというだけでは不十分で、何らかの別の要素がどうしても必要になる。それを共感力や想像力という人もいるだろうし、知性という人もいるだろう。いずれにしても前頭前野の機能だけれど。

話が通じることがわかるととても満たされた気分になり、もっとその人について知りたいことがあったり、私にとって未知なことを教えてくれるという得もたくさんあったりして、話をしてもらうだけでも心が躍る。そして最後には話が通じるということ自体の楽しみをただ味わうためだけに、この話はどうだろうあの話題はどうだろうと互いに言葉を重ねていって、ついに瞼が重くなるまで話し込んでしまう。この時間を結晶にしておけたらいいのにと思う。

遠く離れていても、言葉を尽くせばその人だけには通じる。このことがどれほど人間を救い、歴史を作ってきたことかと思うと、陶然としてくるような感じがする。

コミュニケーション力の測り方

言葉は、ただ流暢に話せればいいというものではない。よどみなく、そして印象的な話し方をする人でも、カタカナ語を使い過ぎるなどと批判されてしまうこともある。逆に、発音が完璧ではなかったり、たどたどしい日本語であったりしても、相手の心に響き、魅力あふれる言葉を使うことができる外国人もいる。

外国語を中途半端に学んでしまう人の中には、いつのまにか、ただ流暢に話すだけであまり内容の伝わってこない話し方になる人も少なくないように思う。単に言葉が途切れずに出てくるだけの人ではなく、「話すといつも新しい発見があるな」と相手に思わせる言葉を話すことのできる人が、これから必要とされるのだろう。多くの人がそう言っているようにも感じる。

巷間よく語られる話だが、実に多くの人が、「社会に出てからは人間関係こそが重要で、勉強はさほど重要ではない」「頭のよさと組織のなかで仕事ができるかどうかは別」と考えているようだ。そして、そんな人たちの大部分は、折に触れて「コミュニケーション力がすべて」「頭のよさよりも人間力だ」などと主張している様子でもある。

とはいえ、よく考えてみればコミュニケーション力とは一体何だろうか。

そもそも我々は、相手のコミュニケーション力とやらを、何をもって測っているのだろうか。性格や人間力などという実体が見えず計測も難しいものを、一瞬で自分は見て取れる、と何の躊躇もなく考えている人が多すぎはしないだろうか。

しかし、コミュニケーション力とは、性格やら人間力やらの問題ではないのではないか。私たちは見えないものを測ることがとても苦手だ。愛だとか、楽しさだとか、恐怖だとか、ごくおおざっぱにしか見積もることができないうえに、基準すら変動してしまう。人間力を測れ、と言われたら、どう測ります？　人事や採用を担当している人は、本当にたいへんな業務を任されているなと同情したくなってしまう。

実は、コミュニケーション力などとたいそうなことのように言ってみても、これは単なる言語の運用能力（+それに付随する振る舞いのテンプレ）のことなのではないか。それくらいしか、いわゆる「コミュニケーション力」を定量化できる指標を私たちは持っていない。もしこれが本当なら、逆に考えれば、そこさえハックすれば、コミュニケーション力がある、と思ってもらえるということだ。

言語の運用能力とは、国語力、日本語力、と言い換えてもいいが、この能力はあらゆる場面で重要なものだ。たとえば、この力がなければ、試験などで自分の考えを述べることもできないし、もとより問題を正しく読み取ることすらできない。相手の意図が理解できなければ、試験を受ける以前の段階で立ち往生してしまう。

言語の運用能力が不足していれば、いくら語彙が豊富でも、文法が完璧でも、「相手を楽しませること」など到底できるものではないだろう。よしんば相手が、自分の話したことをすべて理解できたとしても、そこで終わりだ。相手が「こんなことを語ってほしいんだな」と推測することがもしできたとしても、運用能力がなければ、適切な返答を瞬時のうちに自分の語彙の海の中から選び取って組み合わせ、形として整えてアウトプットすることは極めて困難だろう。いくら難解な論文を読もうが、難読漢字を書けるようになろうが、いつまで経っても豊かな会話を楽しむことはできない。

たとえば他愛のない会話で相手を笑わせたり、その場の空気を和ませたり、相手をいなしたいときに鋭い一言で切り返すことだったりは、学校で教える国語だけでは不十分で、ほかにトレーニングが必要だ。単なる習熟の問題であるはずなのに、性格だの人間力だのと結び付けられて語られるのには、やや苦笑してしまう。そこそこの数の人が、自分は勉強こそダメだけれども、コミュニケーション力は優れていると信じていて、しかもほとんど何の努力もせず、現在の自分の状態を振り返ることすらせずにそこに甘んじていて、幸せそうだなと思う。

杞憂と言い切れない日本人気質

杞憂、という言葉がある。

笑う人もいるかもしれないが、現代の心理学的に捉えるのであれば、強迫性障害を疑わせるものがあるといえる。不潔恐怖や数唱強迫がその中に含まれる、といえば、実感を持っていただける方も多いのではないだろうか。自分の手が不潔なのではないかと気持ち悪く感じて何度も手を洗ってしまうのをやめられなかったり、特定の数字を根拠なく忌避したり、逆にその数字を選べないとよくないことが起こるという非合理的な信念によって不安が増大してしまったりという症状のことである。

強迫性障害は人口の1〜2％が該当すると考えられているが、私の周りにも複数人、いつ災害が起きてもよいように、1階以外の場所にはできるだけいたくないといって、会食や打ち合わせなどをする場所を決めるのに難儀する人がいる。

一人ではないところが、興味深いなと思ってしまう。たしかに日本においては、地震をはじめとした何らかの災害が起きるという確率は他の国に比べて高く、杞憂とも言い切れない。そんな環境において生き延びてきた私たちであるから、より強迫的な傾向のある人は多いのではないかという推論も成り立つ。

この原因については解明されていない点が多いが、セロトニン仮説が有望視されてはいる。ＳＳＲＩの略称で知られる選択的セロトニン再取り込み阻害剤がこの症状を改善するから、という理由である。強迫性障害を持つ人の脳内のある部分（島皮質）では、セロトニントランスポーターが減少していることが、日本のグループの研究によって明らかにされた。この知見は、脳内のセロトニンが強迫性障害の原因と病態に関係するとされるセロトニン仮説を支持する。島皮質は不安や不快感、恐怖といった情動に重要な役割を果たしていると考えられ、強迫性障害の病態に関与しているというのは納得できる結果であろう。

セロトニントランスポーターは遺伝的に数が調整されており、日本人の遺伝子プールでは、セロトニントランスポーターの数が少ないタイプの人が、世界平均と比べて異様に多いことがわかっている。ということは、日本人には、強迫性障害の人がより多い割合で存在する、ということになるだろう。もし適応的かどうかという観点から解釈するのなら、無理のない論理で説明できる。

いかに他国ではもはやマスクを外していますよ、と言われても、日本では人目をはばかって、公衆の見ている場で一人だけノーマスクで居続けることは、なかなかの心理的負担になるだろう。目立ってしまう、ということへの強迫的な不安が、多くの人の中に存在するということがわかる。

「4」や「9」という数字が単なる語呂合わせだったとしても、過剰なまでに忌避される習慣があるのは、相手が勝手にそれを明文化されない悪意だと解釈して、関係を悪化させる要因になったりもするからであろう。社会性と不安とは密接に結びついており、社会不安障害という形でこれが顕在化することもある。昭和の頃なら、日本独特の国民病的な扱いをされた「対人恐怖」のことである。

人間は安全より不安に惹かれる

さて、天地が崩れるかもしれないと心配した杞の国の人の話に戻ろう。長廬子《ちょうろし》は、取り越し苦労のようではあるが、天地は崩れないとはいえないと一定の理解を示し、一方で列子は、予測不能なことを心配して日常生活に支障をきたすのだとしたら、その心配はまったく無意味なことだと笑ったという。どちらの言い分にも一理あるし、同じことを別の立場から述べているだけという感もある。

また、天地が崩れるというモチーフは、旧約聖書のノアの方舟の例に代表されるような大洪水の話と渾然一体となることもあり、世界中で数百を数える神話、民話等にみられるという。世界中に類似の内容が多数みられるのは、その元になった大規模な災害が本当にあったのだろうか。それとも、人間は安全よりも不安に惹かれ、こだわりを感じるような脳を持つようにできているということなのだろうか。

急激な地殻変動や巨大な隕石の衝突によって、こうした災害が実際に起きることがあり、その記録が残されているのだ、とする研究もある。地殻変動による全球規模での大災害が1万2000年ほど前に起きた、という説はアメリカ人の学者によって発表されている。が、学界にはどうも受けが悪かったようだ。

また、近年の研究では、聖書に登場するソドムとゴモラが、実際には隕石の衝突によって滅びたのかもしれないとする説を支持する証拠が発見されたという報告がなされている。隕石の衝突による爆発は紀元前1650年ごろに発生したと推定されている。爆発の規模は巨大で、広島型原爆の1000倍以上のエネルギーであったと研究グループは計算している。現在のヨルダンにある当該地域の地層からは、外側が溶けてガラス状になった陶器の破片、2000度以上の高温に達したことを示す泡立った泥レンガ、爆発に巻き込まれた以外の理由を考えにくい、極度に分断された人骨などが発見されている。

10年ほど前、やはり洪水伝説を伝えるマヤ文明のカレンダーによると、世界は西暦2012年12月22日で終わる、という話が全世界的に流行した。

同様に洪水伝説を伝える、アメリカ先住民のホピ族の予言もよく聞かされた。この予言の中では、人類は最後の日々を歩んでいるが、わずかに希望が残されていて、創造主の計画に沿う行動をとれば救われる、というのだ。「最初の世界は人類の過ちのために、天と地下からの火で燃やし尽くされた。第二の世界では地球の軸がひっくり返ってすべてが氷で覆われた。第三の世界は大洪水によって破壊された。現在は第四番目の世界であり、この時代の運命は、人類が創造主の計画に沿う行動をとるかどうかで決まる」というものだ。創造主がいったい何なのか、その計画に沿う行動というのは何か、これに関しては記述されていないようだ。

まるでマインドコントロールのようだ。抗いようのない罰だけを繰り返し与え、その理由については、「善く生きていないから」という、定義のはっきりしないあいまいな答えだけを返し、相手に忖度を強要して、思考と行動とを静かに、しかし強力に支配していく。おそらく、世界宗教はこうした認知構造によって広まっていったのだろう。

大規模な戦争や自然災害などにより人類が死に絶えた世界を描く「終末もの」を好む映画ファンは、新規感染症のパンデミックに対してより冷静に対応することができていたとする研究もある。研究では、こうした映画のファンは、現実に起きている非常事態に対してより高い水準の抵抗力と復元力、つまり状況へ対処する能力を持つということが明らかにされた。具体的には、パンデミック時にどのような備えをすべきかを理解している、ということであり、状況の変化が大きな悪影響をもたらすことが少なかった。研究チームは、こうした作品は、頻度が高くはないが起こる可能性のある災害に対して人々をリハーサルさせ、物理的、心理的に適切な準備を促す効果を持っているのではないか、という見解を述べている。

有害な事象に関する情報に私たちが無意識に惹かれてしまうのは、そういった情報をあらかじめ収集しておくタイプの個体のほうが、実際に有害な事象に直面した時の生存確率が高かった、ということを示すものではないのか、という解釈が成り立つだろう。

現実に起こり得る危機的状況で、生き延びるのに役立つ知識と、対処のための戦略は、何通りあっても十分ということはないだろう。もしかしたら、人類の持つ創造性ですら、こういった状況が生み出したものかもしれない。ただし、「終末もの」を好む映画ファンは、高い抵抗力と復元力を有してはいるものの、同時に高い警戒心とより強い恐怖をも感じている可能性があり、長期的にみると精神的に大きなダメージがあるかもしれないとする、慎重な研究チームの見解があることも付記しておこう。

新世紀より世紀末が好き

実際の大事件や災害を契機に起こった言説であれば、枚挙に暇がない。1986年のチェルノブイリ原発事故、1995年の阪神・淡路大震災、同年の地下鉄サリン事件、2001年9月11日のアメリカ同時多発テロ事件、2011年3月11日の東日本大震災、そして今回の新型コロナウイルスのパンデミックだ。

あまりにもテンプレート的なのでもはや可笑しいくらいだけれど、こうした大きな事件があるごとに、終わりだ、滅亡だ、アフター○○の世界は、と、専門家ではないいわゆる「意識の高い人」が、どこかで聞いたことのある話をコラージュにして、あたかも自分のオリジナルの思想であるかのように飽きもせずまとめあげる。その労力の掛け方は、むしろ見ていて感心してしまうほどだ。もちろん日本だけに限った話ではない。単にビジネスとして割り切って、ここが売り時だとばかりに注力しているのであればそれはそれでパワフルなことですごいと思うが、意外にも本気で、自分がここで立ち上がらなければ国家や世界が破滅する、と信じ切って熱心にSNSなどで発信し続ける人には恐れ入る。多少絡みはあるのかもしれないが、特に政府の人間でもなんでもない人がである。絡みがあるならそのルートで伝えれば十分だろうと思うが、SNSをわざわざ使うのがまた興味深いところではないだろうか。

あまり斜めから見るばかりでも食傷してしまうだろうからもうすこしまともな例を挙げれば、やはり多くの人を魅了したフランシス・フクヤマの提唱した「終わり」の概念を取り上げるべきだろうか。考察そのものも興味深く刺激的であったけれど、終わり、というタームそのものの持つ魔力が人々に響いたという側面にも着目した方が良いかもしれない。「新しいパラダイムの始まり」としても、もちろん意味としてそう間違ってはいないわけだけれど、人々は新世紀の始まりよりもずっと、世紀末の方が好きなのだ。

ともあれ、黙示録や千年王国、末法思想を例に挙げるまでもなく、人間は永遠に続く安穏とした何事もない平和な時代よりも、何某《なにがし》かの大事件をきっかけとした終末の方をなぜか好む。小説でも、映画でも、アートでも、漫画でも、アニメでも、ゲームでも何でもよいが、終末を題材とした作品がどのくらいあるのか、どれほど昔からそういった作品が作られ続けているのか、調べてみれば面白いだろう。

少なくとも私たちは2000年以上は、終末を冀《こいねが》っている。けれど、今回のパンデミックもまた私たちは生き延び、終わりのない世界を生き続けることになるだろう。あたかも不死の体を毎夜、猛禽についばまれる責め苦を負ったプロメテウスが、頭の片隅では甘美な死を願いながらも生き長らえてしまうようなものかもしれない。

時間軸と未来予測

私たちの身体そのものや生活に関して「制約がある」というとき、物理的な制約、空間的な制約、時間的な制約と、いくつもの種類が思いつく。このうち、時間についてはまだまだ課題が多いといえそうだ。医療の発達により平均寿命は延びた。機械による自動化や高速で移動できる交通手段のおかげで、自由にできる時間を増やすこともできた。とはいえ、私たちはまだ有限の時間しか生きられないし、時間を巻き戻して失われた過去を取り返すこともできない。

ただ、思考の上では、私たちは時間軸に沿った移動がいくらでもできる。脳がそういう能力を持っている。もちろん、人によって、あまり過去や将来のことは考慮せず現在と直近の未来を重視するタイプと、時間軸を自由に移動して遠い過去と未来のことを考えようとするタイプと、個人差はあるわけだけれど。

なぜ、人間は時間を知覚したりするのだろう？

過去の記憶を思い出して現在に役立てたり、遠い未来の予測をして計画を立てたりする能力を、他の動物は持っていない。持っていなくても、生き残っていくことに支障は特にないように見える。

むしろこんな能力を持たないほうが、未来を悲観して不安に苛まれたりせずに済む。人の自殺の動機は、悲観的な未来の予測から来るものがほとんどだ。先進国の（特に、日本の）自殺率の高さを考えたら、時間知覚があることによって、かえって種が滅びてしまうような状況が生じかねないと思えるほどだ。子どもを産まない人が増えているのも、未来を悲観してという理由が圧倒的なのだとしたら、少子化は世代を超えた緩慢な自殺だと言っても言い過ぎではないかもしれない。

にもかかわらず、過去の出来事を時間と結び付けて知覚したり、未来のことを考えたりする能力を人間が持っているのはなぜか。この疑問に対して、社会学、認知科学的な研究からは、その能力の高い個体が裕福になりやすいからだ、という見解が示されている。過去から学び、遠い未来を考える力がある人のほうが、生き残るためのリソースを多く得られ、生き延びやすい、ということだ。

しかし一方で、悲観的な未来を詳細に想像する力も高くなる。

不安要素をより精度高く検出し、その対策を取ることができる人が富を蓄積できる確率が高いというのはもっともなことで、未来をより深刻に捉えるからこそ勤勉になり、必死で工夫もし、結果を出すことが可能なのだともいえる。

が、本人の心の内はどうだろうか。ネガティブな未来からのリアルな脅迫を感じながら、一瞬一瞬を、人生の終わりまで過ごさなければならない、これはかなりの苦痛だろう。もう手の届かない過去のことをわざわざ思い出して現在に活かす教訓にしようと試みたり、まだ何も決まっていない未来のことをあれこれ予測して戦略を考えるというのは、時間軸を自由に移動するようなもので、その自由によって選択肢の幅も大きくなり、心理的な負荷も高くなる。もちろん脳も、現在のことしか見ない場合よりも、ずっと多くのエネルギーを使うことになる。

それでも自由な思考を選択するのか。それとも、制約された思考のほうを選ぶのか。

不思議なことだが、つましい暮らしでも日々心安らかに過ごすほうを選びたい、と公言する人のほうが、より人間らしいとみなされ、世間から受け入れられやすいという雰囲気はあるように思う。自由を希求するのがすばらしい人間だ、というようなことが言われながら、制約された思考を心地よいと感じる人のほうが人間らしいとみなされる。

つまり、すばらしい人間とは人間らしくない人間なのであり、人間らしい人間とはダメ人間のことなのだ。

それはさておき、裕福であるためにネガティブな予測に苦しめられ、しんどい毎日を甘んじて受け入れなければならないのだとしたら、裕福でなくともいい、と思う人のほうが多いように思う。現に、人類のうち、富を蓄積していない側の人間は圧倒的に多数であり、富を蓄積している人の割合はごくわずかだ。

未来や過去を思えるのは人間だけ

ところで、脳はそもそも、「時間」をどうやって認識しているのだろうか。

時間の処理は、側頭葉と頭頂葉の境目である、頭頂側頭接合部で行っている。ここは空間認知なども行い、アインシュタインの脳ではこの部分が大きかったといわれる領域だ。遠い未来を認知できるのは人間だけ。3年先に備えてこういう準備をしよう、10年後にこんな人間になろう、といった思考は人間にしかできない。まして、100年後、1000年後という手の届かない未来のことを考えるというのは、他の生物にはあり得ないことだろう。

仏典では「弥勒菩薩は釈迦の入滅から56億7000万年後にこの世に現れる」などと説かれる。この時空間イメージは壮大で、気の遠くなるような果てしない未来の話ではあるが、どこか心が躍るような魅力も感じる。終末論に似た幻惑されるような感覚がこの数字の向こう側にあるように思う。

また、時間を遡行することも、人間ほどにできる生物はいないだろうと考えられる。ただ、我々は過去のことを覚えてはいるが、実は記憶がかなり書き換わっていることも知られている。動物は過去の自分といまの自分を比べて悩んだり、過去の出来事を後悔したりすることはない。なぜか人間だけが、そういう能力を獲得してきた。それは、人が人として成り立つ分岐点だったのかもしれない。

人間の特徴は、体に比較して巨大な脳と前頭前野にある。脳はネアンデルタール人のほうが大きいけれど、前頭前野は現生人類のほうが大きい。おそらくネアンデルタール人は、現生人類のような複雑な社会性を持たなかったはずだ。縦横の組織を複雑に組み上げて一つのことを成し遂げるといったようなことは難しかっただろうと考えられる。私たちの体は脆弱で、逃げ足も遅い。それゆえ、集団をつくることが最も有効な戦略だったと考えれば辻褄が合う。

集団の中で見えない世界のことを仲間に伝えるには、複雑な言葉が必要でもある。「あそこに熊がいる」だけでなく、「昨日あそこに熊がいたはずだ」といったことを表すために言葉が発達し、未来について語ったり、過去に思いを馳せたりするようになった。そこに、「時間」の概念も生まれたのかもしれない。

人類と時間については、少なくとも二つの観点からこのトピックを語ることができる。一つは、私たちが祖先を思い、そこから学び得るということ。祖先に関する記録は、どんな神話や宗教にもある。「先祖がこんなことをした」という思考によって、私たちは自分の価値を再認識することもでき、過去の失敗を繰り返さないよう、自分を律したりすることも可能になる。時に何百年、何千年前の知恵や知識を今ある自分の生に活かすことができるということである。これは、他の生物にはない大きなメリットであろう。

もう一つは、虚構を使えるということだ。

『法華経』には、「化城《けじょう》の喩え」が登場する。宝のある場所に向かって悪路を行く隊商のリーダーが、途中、幻の城を出現させて人々（衆生）を癒しながら旅を続けさせる。単に「嘘はいけない」と教条的に教えるような指導者ではなく、みずから虚構を駆使して人々を導いていく。この物語を仏典として説いた人は、言葉の力をよく知る人であっただろう。この喩えが表すのは、言葉で真実が伝わるとは限らないが、方便を使うことで真実に近付くことはできる、ということかもしれない。

マラソンでも一気にゴールを目指すのはしんどいけれど、とりあえずあの角まで、次はあの電柱までと進めば、最終的に目的地に着けるという理屈がここでは描かれている。これは、いわゆる快楽物質と呼ばれるドーパミンの挙動に似ている。ドーパミンは、「目の前にあってもうすぐ手が届く」という認知のときに濃度が高まる。

恋愛は、成就する前がいちばん盛り上がる、みたいなものかもしれない。ただ、成就した後でも、新たな刺激があればまた盛り上がりを期待できるわけで、私たちはその繰り返しで生きているということになる。化城、方便の考え方も、そういう人間の心と体のメカニズムをベースに生まれたと考えることができるだろう。

仏教は、臨床体験でできている部分が大きいと、ある僧侶の方が口にしておられた。経験知という部分では科学よりも仏教の方が数段、歴史も長く、データ量も多く、分析も進んでいると考えた方がいいのだろうと私も思う。２５００年以上前に活動していた人が、こうした分析を既に行い、仏典という形にまとめられたということには静かな驚きと感動を覚える。

とはいえその人物は、「これは古道だ」と言っているわけだけれども。つまり、自分が教えているところは、古代から人間が通ってきた道だというのだ。

われわれ人間は、この体を80年維持するだけなら、こんな大きな脳も複雑な神経系統も必要ない。先述した時間の話も含め、人間だけがある種の過剰な領域を持っていて、それが人間ならではの喜びの源泉であると同時に、人間ならではの苦痛の源泉にもなってきた。人類はそういう過剰さと付き合うための知恵を積み重ね、釈尊はそれを一つの体系に落とし込んだ。一方で、彼は「自分の教えは筏だ」とも言っているという。川を渡ったら捨てよ、つまり、身に付いたら忘れてしまえと言うのだ。

人間は、大きな事件や天災に繰り返し遭い続けると、変化に対応することに疲れ、生を自分で終わらせる気力さえもなくなり、強制力によって外部からシャットダウンしてもらうことを望んでしまう。そんなときに、終末の思想は逆説的に人間に力を与える化城ともなる。けれどその先にもまた、どこへ続くともしれない長い道のりがある。気の遠くなるほどはるかな未来の話に胸を躍らせ、再び歩いて行ける力が満ちるまで、しばらくこの光景を味わうのも意味のあることなのではないか。

何かが終われば、新しい何かが始まる

「終焉とは何か」を問題にするとき、これが民衆／共同体にとっての最後であり、その総体における最後の審判と人間の選別と救済が行われるような刻限を指すものと考えるならば、終焉という概念そのものが一神教的であるとみなすことができる。

なぜならば、非常に大きな数の人間が存在するところへ終末を一意にもたらす存在を想定できるのは、一神教的なパラダイムの中においてだからである。終焉はその終末の領域限定的なものとして考えることができ、これを既定のものとしてとらえる考え方は基本的に、事物には始まりと終わりがあり、それがその事物そのものの目的でもあるという見方である。

一方、東洋思想は対照的である。仏教では原則として、各派を通じてこの世の始まりや終わりを説かず、廻っていくとする方針で一貫している。釈尊自身が、時間には終わりがあるかないかという問いに対し、戯論《けろん》（無意味な議論）であるとして無記（答えな

い）というやや冷ややかな態度をとっている。

ただし、日本においては平安時代末期に、社会不安や民衆の中途半端な仏教知識の理解を吸収する形で、末法思想が悲観的な終末論として流布した。とはいえ、大乗経典の中でも、涅槃経などでは末法の世における救いを力説し、悲観的な見方は根本的には否定されている。釈尊入滅から弥勒菩薩が現れる間が末法とされるが、ここでも他の菩薩たちが六道全ての衆生を救う役割を担わされており、したがって、仏教における末法思想は、この世の終わりを意味するような終末的思想とは本質的には異なることが理解されよう。

さらに儒学の元会運世天地始終説では、元・会・運・世という時間の単位で世界が回っていると説く。1元＝12万9600年＝12会であり、11会の時期に「万物皆絶える」とされ、これが過ぎると天地の寿が終わり、再度別の1元が始まるという。それぞれ1会＝1万800年＝30運であり、1運＝360年＝12世、1世＝30年である。

こうした世界観ではすべての事物が何度も終末と生成を繰り返しているということになり、完全に終わるという想定はされていない。

○○の終焉という言葉を聞く時、こうした世界観を私は想起させられてしまう。終末を期待する気持ちは誰にでも存在するということを前述したが、どちらかといえば日本人よりキリスト教文化の中で教育を受けてきた西洋人たちの方が終焉をあまりに愛しすぎているのではないか。東洋人の自分としては、一つの物事が終われば新しい何かが始まるという考え方の方が、より自然に感じられる。

完全な終末を前提とすれば、その先には何もないのだから「今を摘め」という考え方にそれは帰着することになるだろう。いくら持続可能な……などと綺麗事を言っても、終末が既定路線ならばその掛け声は意味をなさず、ほとんど詐欺のようなものだ。

目先の役に立つものや、ただポジティブで明るいものだけを是とする社会が脆弱であることを、終末論は間接的に提示して見せてくれるものなのかもしれない。

人間の本質としての新奇探索性

海洋生物のナマコはひたすら砂を食べ続け、わずかな栄養分を黙々と吸収していく。泳ぎもせず、噛んだり刺したりして敵を攻撃することもなく、攻撃されたら自分の腸のほとんど全てを吐き出して、敵に食べさせている隙に逃げる。腸は2か月で元に戻る。まるでミニマリストの生活を見ているようだ。不要なものはすべて捨て去り、代謝をごく低い水準に保ちながら、ただ生き延びることだけを目的に過ごす。目、鼻、耳、舌といった感覚器官もない。皮膚で明るさを感じはするが、大量に入力してくる情報がないから、それを処理するための脳もない。心臓すら持っていない。

きわめて合理的な仕組みだといえる。コストパフォーマンスよく生存確率を上げる方法としては洗練されている。全世界の海のどこにでもナマコがいるのは、それほど彼らの方略が繁殖適応的だから、ということになるだろう。

それでは一体なぜ、私たちはそれと真逆の属性――わざわざリスクを取って、未知の領域へ踏み込もうとする――を持っているのか？　場合によってはそれが命を落とす要因にもなる。だが、この文字通り「致命的」な要素を、私たちはありがたがり、この形質を強く持つ人を、好奇心旺盛、勇敢、イノベーター、創造的……だなどと、もて囃すことさえする。

新奇探索性はもはや一般に流布しすぎて手垢のついた学術用語だろうが、人類の特徴の重要な一つであることに変わりはない。人間は、新しいものを選好し、ハイリスクハイリターンの勝負に心躍らせ、どんなに堅実な人物であっても、退屈な時間が長く続けば心を蝕まれ、一定の刺激がなければ健全には生きられないよう仕組まれている。

ナマコとはまったく違う戦略ではあるが、人類もまた地球上に広く分布している種である。世界的にはその数は増加の一途であり、繁殖に成功している。新奇探索性を持つことが、人類にとっての適応戦略であったのは、なぜだろう。

当面の生存確率を度外視して、新しい情報、新しい環境を求めて、リスクが高くとも新しい挑戦をする、そのことが私たちにとって好適な戦略であり、武器であった時代が長く続いたのだろう。

繰り返しになるが、未知への挑戦には危険が伴う。ただその危険を押して勝負し、時には自身の生命というコストをかけても、積算すればリターンの方が大きかったということになる。そうして生き残った者の子孫が、私たちというわけだ。

一見馬鹿馬鹿しいような、危険な何かへのチャレンジは、私たちが人間として生きることの本質に裏打ちされているといえるだろう。

宇宙に行きたい、月や火星に行きたい、誰も見たことのない景色を見てみたい——人によって、好む「未知」の種類は異なるだろうけれど、これが私たちのほとんどの行動のモチベーションに含まれていることを考えると、不思議な感動に包まれてしまう。

私たちの脳の中にもまた、広大な未知の領域が残されている。

あとがき

ほとんどの本には、著者の書きたいことしか書かれていない。
不思議だ。
なぜそれで、その本を買ってもらえると、この著者は思ったのだろう？

出版される書籍の総数から見れば多いとは言えない売れている本は例外的で、読者の読みたいことがメインに書かれている。要するに、だからこそ売れている、というまことにシンプルな事実があるのだけれど、版元はさておき、著者側でこれを構造的に分析している人は驚くほど少ないように見える。
歴史的に見れば出版業界に資金が蓄積され始め、経済的な体力を持ち始めたと同時に、こうした単純な事実というのはおよそ度外視されることとなり、現在に至るという長い長い流れがあったように思われる。人間というのは面白いもので、明日食うのに困らなくなると、その途端に、食うことのために仕事するというあり方を軽蔑し始める特徴がある。もちろん全員が全員そうだというわけではなく、人によるだろうが、編集者側にもその気質が見え隠れすることもあり、しかたのないことかもしれない。さらに言うと、昭和期にはどちらかといえば一般的な市場原理を逸脱した形で発展してきたのが日本の出版業界だったのではないか。

さらに時代が下り、現代ではビジネス書、前世紀にはハウツーもの、などと呼ばれる書籍がヒットを飛ばすようになった。様相が変わり始めたのはそこからかもしれない。要するに、読者の読みたいことを、読者目線で嚙み砕いて説いた本が売れるという基本に、出版サイドがようやく回帰の傾向を示し始めたのである。

考えてもみてほしい。大正時代は小説を読んでいると頭が悪くなるだのなんだのと言われていたのである。現代における、「ゲーム脳」「スマホ脳」「SNS中毒」などといった語句で表現される何かに通じる構造が感じられはしないだろうか。30〜40年ほど前は「テレビ」が標的であり、もっと時代を遡れば「映画」がその対象であった時代もあったのだ（現在生きているほとんどの人はその時代を知らないだろうが、東京大学本郷キャンパスのごく近くにある、落第横丁と呼ばれる通りには映画館があり、学生がここに通いつめて落第するのでこの名がついたとされている)。

さて、読者に寄り添ったものが売れるということにようやく版元が気付き始めたというこの変容は、何によってもたらされたか。インターネット、SNSの発展と無縁ではないだろう。匿名掲示板からブログ、SNSを介して、誰もがさほど手をかけずに情報を発信できる時代となったのだ。書きたいことを売り物にできる時代は終わりつつある。

もっといえば、書き手の書きたいことはただで読める時代になったのだともいえる。書き手の書きたいことが買われるというのは、それが読み手の読みたいことと一致しているだとか、よほどその人物が注目を浴びているだれかであるだとかでなければ、もはやほぼ成立しないだろう。

こんな単純な原則があるのに、出版業界を構成する集団は、それなりの知的階層をリクルートして形成されていくという手続きが踏まれるので、一種の知的スノビズムを基準にした批評空間がつくられる。するとこの中では、大衆に向けた発信というのは、一段も二段も下に見られる。面白いことに、女性の書いたものはその中でもより「女子《おんなこ》ども向け」としてさらに下に見られる（この現象にはもちろん、実験的なエビデンスがあり、学術論文として発表されてもいる)。

ブレイクするとはバカに見つかること、と言ったのは有吉弘行さんだったと思うが、見事に一言で社会を切り取る小気味よいフレーズだと思った。

この本は、バカには読めない本になってしまった。言い訳させてもらいたいが、私は特に、バカであることを悪いことだとは思っていない。が、個人的には嫌いだ。可能な限り、関わり合いにはなりたくないと思っている。その意味ではバカに読めない本というのは理想通りといえば理想通りである。バカにできるだけ見つからないように仕事をしてきたつもりでもある。バカはとりあえず褒め殺しておけば遠ざけることもできる。本当に尊敬している人のことも褒めるから、これは見分けがつかないという点で便利な方法だ。

読みづらいことを、本書ではできるだけまわりくどく、わかりやすいようになどと斟酌することもなく書いた。わかりやすく書くことがどれほど疲れることか。赤いのどをみせて、早くエサをよこせとビービー鳴いてせがむだけの、知的に自立もできない人には向かない本である。本書を理解することが困難な人がもしいたとしたら、あなたの知的水準がいまいちなのは私のせいではないので、どうかそのことだけはご理解いただきたい。

そもそも言語表現というものが、多面体の一面だけを言葉で切り取るかのようなトリッキーな作業であるにもかかわらず、万能であるかのように理解されているのが不可思議なことではある。それでいながら、この作業を私たちは明らかに、意図することなく無意識に行っている。読字であればなおさら、多くの人間はかなり限定された能力しか持たないのに、あたかもすべてを理解できるかのように錯覚してしまう。これを行っている脳の領域はもともとは空間認知や道具の使用をつかさどっている場所である。読字によって想像をふくらませ、相手の感情の肌ざわりまでわかる人間がどれほどいるか。わかっている材料から推定するだけでも、そんなことができる人は、全人口の1％にも満たないだろう。

説法不可能の絶望、と呼ばれる心理を釈尊が経験したことが伝えられている。これは元修行仲間5人に対して、サールナートで初めて仏教の教義を説いたとされる初転法輪《しょてんぼうりん》の前、悟りを開いた釈尊が、自分の悟った内容を教え伝えたところで成道《じょうどう》できる人はいないのではないか、むしろその教えを誹謗することでそれらの人々に却って悪業を負わせてしまうのではないかとおそれて、その内容を衆生《しゅじょう》に開示していくことを取りやめようとしたということを指す。

世界宗教の一つと数えられる仏教を開いたまさにその人ですらこのような逸話が残されているのだから、凡百の一である私が、自分の伝える力が拙いことを嘆くのも当然といえば当然のことで、伝わることのほうが奇跡といってもいいのかもしれない。

ほとんどの人間は聞きたいことしか聞かない。

その上、自分の話したいことにしか関心を持たない。

誰かを責めるつもりでこんなことを書くのではなく、そもそも、ほとんどの人の脳には、そこまで余裕がないという事実を書いている。計算能力も大して高くない。自分たちが思っているほどには、その能力は精密でも正確でも迅速でもない。

自分のことを考える以上の何かを考えられるほど、知的能力に余裕のある人はごくまれなのだ。そういうところに向かって何かを発信するという仕事はどういう意味を持つのだろうといつも考える。言いたいことを言っても、真意が伝わることはなく、いわば砂に水を撒くようなものかもしれない。

多くの人が自分のことにしか関心がない中では、世界のどこかでどんなに陰惨な事件があったとしても、言い方は悪いがそれはエンタメとして消費される。数か月もすればその記憶は精細さも正確さも徐々に失われて原形からはかなりずれた形として記録されていることだろう。

誰もが見たくない、聞きたくないことを提示して、拒絶や無視という反応が返ってくるとき、私は自分をカッサンドラのようだと思う。

長い沈黙の間に呟かれる内面の声が本書の端々にちりばめられた内容であるが、どれほど聞いてもらえるものか。アポロンの愛を試すつもりで投げてみようと思う。

２０２２年12月

中野信子

本書は、「小説新潮」に2016年11月号から2022年7月号まで掲載された連載「孤独な脳、馬鹿になれない私」を再構成し、大幅に加筆修正したものです。

中野信子　1975(昭和50)年生まれ。
脳科学者、医学博士。東日本国際大学特任教授、京都芸術大学客員教授。東京大学大学院医学系研究科脳神経医学専攻博士課程修了。『不倫』『毒親』など著書多数。

Ⓢ新潮新書

983

脳《のう》の闇《やみ》

著　者　中野信子《なかののぶこ》

2023年2月5日　発行
2023年6月30日　8刷

発行者　佐藤隆信

発行所　株式会社 新潮社
〒162-8711　東京都新宿区矢来町71番地
編集部(03)3266-5430　読者係(03)3266-5111
https://www.shinchosha.co.jp
装幀　新潮社装幀室

印刷所　株式会社光邦
製本所　加藤製本株式会社

ISBN978-4-10-610983-6 C0240

価格はカバーに表示してあります。